GALLAVARDIN

Homöopathische Beeinflussung von Charakter, Trunksucht und Sexualtrieb

Homöopathische Beeinflussung von Charakter, Trunksucht und Sexualtrieb

Von

Dr. med. Jean Pierre Gallavardin

Ausgewählt, übersetzt und bearbeitet

von

Dr. med. Hans Triebel

8. Auflage

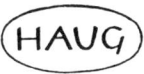

Karl F. Haug Verlag · Heidelberg

CIP-Titelaufnahme der Deutschen Bibliothek

Gallavardin, Jean Pierre:
Homöopathische Beeinflussung von Charakter, Trunksucht und Sexualtrieb / von Jean Pierre Gallavardin. Ausgew., übers. und bearb. von Hans Triebel. – 8. Aufl. – Heidelberg : Haug, 1991

   ISBN 3-7760-0221-2

NE: Triebel, Hans [Bearb.]

© 1958 Karl F. Haug Verlag, Ulm/Donau

2. Auflage 1971 Karl F. Haug Verlag, Heidelberg
3. Auflage 1976
4. Auflage 1978
5. Auflage 1980
6. Auflage 1984
7. Auflage 1985
8. Auflage 1991

Titel-Nr. 1221 · ISBN 3-7760-0221-2

Gesamtherstellung: Progressdruck GmbH, 6720 Speyer

Inhalt

Vorwort 7

Aus „Klinische Plaudereien". Homöopathische Behandlung zur Verbesserung des Charakters und zur Entwicklung der Intelligenz 11

Aus „Alkoholismus und Verbrechen". Behandlung der
Trunksucht und der Trunkenheit 37

Aus „Behandlung des übermäßigen und abwegigen Geschlechtstriebes" 77

Vorwort

JEAN-PIERRE GALLAVARDIN wurde am 5. Februar 1825 in Saint Priest bei Lyon als Sohn eines Bauern geboren. Vom 17. bis zum 23. Lebensjahr war er kränklich. Die homöopathische Behandlung durch Dr. DES GUIDI, den ersten homöopathischen Arzt in Frankreich, heilte ihn. Dieses persönliche Erlebnis führte ihn später selbst zur Homöopathie. Eine schwere Sehstörung, an der er mit 21 Jahren litt, wurde durch einen Breslauer Augenarzt mit allmählich immer schwächeren Convexgläsern behandelt und war nach zwei Jahren vollständig beseitigt.

Infolge seiner Erkrankungen konnte er das Medizinstudium erst mit 23 Jahren beginnen. Es führte ihn an die Universitäten in Lyon, Montpellier und Paris und wurde 1854 beendet.

Auf Reisen (1852 noch als Student nach Deutschland, 1855 nach Deutschland und Österreich, 1857 nach Österreich und Italien) unterrichtete er sich über den klinischen Unterricht und die ärztliche Tätigkeit im Ausland. Vor allem suchte er eine große Zahl homöopathischer Ärzte auf. Unveröffentlichte Aufzeichnungen handeln von seinen Gesprächen mit VON BOENNINGHAUSEN und etwa 50 anderen homöopathischen Ärzten.

Alles, was ihn in der Erkenntnis des Menschen fördern konnte, interessierte ihn. So beschäftigte er sich intensiv mit der Phrenologie, Chirologie, Physiologie und der Mythologie der alten Griechen. Er erkannte dabei immer mehr, daß ARISTOTELES recht hat, wenn er den Menschen als eine naturgegebene Einheit von Körper und Seele bezeichnet.

Dieser Anschauung entspricht von allen Behandlungsmöglichkeiten am meisten die Homöopathie, deren eifriger Verfechter er in seiner Praxis und in seiner schriftstellerischen Arbeit wurde. Er vertiefte sich ganz besonders in das Studium der psychischen Symptome, angeregt durch einen Artikel von Dr. CHARLES DULAC, den dieser über die Behandlung verschiedener psychischer Veranlagungen veröffentlicht hatte.

17 Jahre lang tauschten diese beiden Ärzte ihre Forschungs-
ergebnisse und Beobachtungen miteinander aus. Sie benutzten
als Quellen die Materia medica HAHNEMANNS und die Werke
JAHRS.

Gute Erfolge, die er durch die besondere Berücksichtigung
der psychischen Symptome bei der Arzneimittelwahl erzielte,
führten ihn dazu, vom Jahre 1886 ab wöchentlich an einem
Vormittag eine kostenlose Sprechstunde nur für die Behandlung von psychischen Störungen, Süchten, Lastern und Charakterfehlern abzuhalten. Diese Poliklinik bestand bis zu seinem
Tode und gab ihm die Möglichkeit, große Erfahrungen auf
seinem Spezialgebiet zu sammeln. Zur Unterstützung der Behandlung benutzte er die Regelung der Ernährung, über deren
Wirkungen er ebenfalls genaue Beobachtungen sammelte und
mehrere Veröffentlichungen herausgab.

Immer wieder betonte er, daß gerade bei der Behandlung
psychischer Störungen Hoch- und Höchstpotenzen die besten
und dauerhaftesten Wirkungen erzielen ließen. Bis zur 30.
benutzte er Centesimalpotenzen, die nach dem Mehrglasver-
fahren hergestellt waren, darüber hinaus entweder Korsakow-
potenzen oder solche, die von einem Apotheker in Lyon nach
einem speziellen Fluktionsverfahren bereitet wurden.

Dr. JEAN PIERRE GALLAVARDIN starb 1898 im Alter von
73 Jahren an einem Unfall.

Sein ganzes ärztliches und schriftstellerisches Wirken stand
unter dem Gedanken, durch die homöopathische Behandlung
nicht nur dem Einzelnen Heilung zu bringen, sondern auch
durch Besserung des Charakters der Menschen, durch Entwicklung ihrer Geistesfähigkeiten und durch Befreiung von Sucht
und Laster zur Höherentwicklung der Menschheit in geistiger
und moralischer Hinsicht beizutragen.

Er hinterließ eine größere Zahl noch nicht veröffentlichter
Manuskripte: Aufzeichnungen über Augenerkrankungen und
ihre homöopathische Behandlung, eine Abhandlung über die
Hygiene des Menschen, ein Werk über die Lungenschwind-
sucht und vor allem ein Repertorium der psychischen Sym-

ptome, in dem sich unter mehr als 600 Stichworten alles das findet, was er aus dem Studium der Quellen und aus eigenen Beobachtungen gesammelt hatte. (Die Herausgabe dieses Repertoriums ist jetzt geplant. Vielleicht kann dann auch eine Übersetzung ins Deutsche erfolgen.)

Aus drei Schriften GALLAVARDINS wurden zur Übersetzung die Abschnitte ausgewählt, in denen er seine Beobachtungen niedergeschrieben hat, während zeitbedingte und -gebundene Berichte und Überlegungen ausgelassen wurden. Diese Zusammenstellung ist kein „wissenschaftliches" Werk. Aber jede gute Beobachtung bleibt gültig, unabhängig davon, ob wir sie wissenschaftlich erklären können oder nicht. GALLAVARDIN sagt mehrfach: „Es gibt zwei Arten von Wahrheit: Die Wahrheit der Vernunft, die durch Vernunftschlüsse entdeckt und auch kritisiert wird, und die Wahrheit der Tatsachen, die durch Beobachtung und Versuche entdeckt wird und auch nur durch diese einer Kritik unterzogen werden kann". In der homöopathischen Literatur dürfte es kaum noch ein anderes Werk geben, in dem auf dem speziellen Gebiet der „psychischen" Behandlung eine solche Fülle von Beobachtungen, von „Wahrheiten der Tatsachen" zu finden ist, die besonders wertvoll sind, weil die wenigsten Behandelten überhaupt Kenntnis davon hatten, daß sie behandelt wurden.

Auch wenn unsere Kritik durch Beobachtungen und Versuche nicht alle Angaben bestätigen könnte, so wird doch jeder homöopathische Arzt aus einer eingehenden Durcharbeitung den Nutzen ziehen, daß er sich noch mehr als bisher mit den psychischen Symptomen seiner Kranken und seiner Arzneimittel befassen wird, sicher zum Nutzen seiner Arzneimittelwahl.

Kettwig, Herbst 1957

HANS TRIEBEL

Aus

„KLINISCHE PLAUDEREIEN"

(Kapitel XIII)

(1882)

Homöopathische Behandlung
zur Verbesserung des Charakters
und zur Entwicklung der Intelligenz

*Anima enim pessima, melior
in optimo corpore.*

Civit. Dei, Lib. IV.

St. AUGUSTINUS

Ich wäre nicht überrascht, wenn vielen Lesern die Tatsachen, über die ich berichte, seltsam und unwahrscheinlich vorkämen. Sie setzen mich jedesmal, wenn ich sie beobachte, selbst wieder in Erstaunen. Ich konnte aber diese Erfolge bei gut der Hälfte der Patienten erzielen, die, ohne es zu wissen, in dieser Hinsicht von mir behandelt wurden.

Hätte ich zu Beginn meiner ärztlichen Tätigkeit vor 27 Jahren ähnliche Berichte in einer medizinischen Zeitschrift gelesen, so hätte ich sie gewiß nicht in Abrede gestellt, aber ebenso gewiß hätte ich sie nicht gläubig hingenommen. Ich hätte mich nicht damit zufrieden gegeben, durch gelegentliche Befragung von Zeugen die Wahrheit der Berichte zu überprüfen, sondern hätte solche Erfolge selbst beobachten wollen. Darum hätte ich die gleichen oder andere gut angezeigte Arzneimittel bei solchen Personen versuchsweise angewandt, deren Charakter oder deren Intelligenz behandlungsbedürftig gewesen wären.

Meinen Kollegen rate ich, es ebenso zu machen.

Alle homöopathischen Ärzte wissen, daß bei einem Arzneimittelversuch am Gesunden nicht nur somatische, sondern auch psychische Symptome hervorgerufen werden. Durch die Verordnung der Arzneien nach dem Simile-Gesetz können die psychischen Symptome ebenso zum Verschwinden gebracht werden wie die somatischen. Aus den Arzneimittelprüfungen wissen wir, daß jede Arznei in einer bestimmten Weise auf die Gemüts- und Geistesverfassung einwirkt, hemmend, fördernd, ändernd. So kann sie, passend gewählt, auch die fehlerhafte Veranlagung des Charakters und der Intelligenz beeinflussen.

Die folgenden Beobachtungen mögen als Beispiele dafür dienen.

I.

Vor fünf bis sechs Jahren kam eine alte Patientin zu mir, Tränen in den Augen. Sie schien mir nahe daran zu sein, vor Kummer den Verstand zu verlieren oder sich von ihrem Mann

zu trennen. Sie berichtete mir, daß sie mit 50 Jahren Witwe
geworden sei und sich vor drei Monaten mit einem Büroange-
stellten wieder verheiratet habe. Nach ihrer Beschreibung war
er klein, mager, ein starker Raucher, Liebhaber von Kaffee
und geistigen Getränken, mürrisch, streitsüchtig, nie zuvorkommend, er mache ihr das eheliche Zusammenleben völlig
unerträglich. Ich tröstete die weinende Frau so gut ich konnte
und brachte sie dazu, sich noch einige Wochen oder Monate in
alles zu schicken. Ich würde in dieser Zeit versuchen, den
Charakter ihres Mannes zu bessern. Ich verordnete 6 bis 7
Körnchen *Causticum 200*, die sie ihrem Mann ohne sein Wissen geben sollte.

Drei Wochen später kam sie wieder und berichtete: „48
Stunden, nachdem mein Mann die Arznei genommen hatte,
wurde er allmählich weniger mürrisch und streitsüchtig, er
wurde schließlich sogar zuvorkommend mir gegenüber, was er
nicht einmal war, als er um mich warb. Ich bin damit sehr zufrieden, aber es ist mir so ungewohnt, daß ich mir das Lachen
verbeißen muß, wenn er mir eine Höflichkeit erweist."

Später trank er auch weniger Kaffee und Spirituosen, sein
Tabakmißbrauch ließ nach, ohne daß die erzielte Besserung
darunter litt. Er blieb liebenswürdiger und geselliger als früher, er nahm sogar Einladungen an, was er früher nie getan
hatte. Er weiß aber bis heute noch nicht, daß er zu diesem
Zweck behandelt worden ist.

II.

Ein junger, leichtsinniger, unbesonnener Mann vernachlässigte seine Frau und seinen Beruf. Er war statt dessen ein
häufiger Gast der Kaffeehäuser und der Dirnen. Ich ließ ihm
eine Gabe *Causticum 200* geben.

Einige Wochen später sagte mir seine Frau, daß er sich
besser aufzuführen scheine und fügte erläuternd hinzu: „Mein
Mann bleibt jetzt sonntags bei mir, was er nicht tat, bevor er
Ihre Arznei genommen hat."

III.

Eine Frau fühlte sich seit 16 Jahren sehr unglücklich, weil
ihr Mann zwar nicht bösartig, aber jähzornig, reizbar und so
eifersüchtig war, daß sie das Haus nicht einmal verlassen
durfte, um ihre Eltern zu besuchen. Er erhielt eine Gabe *Nux
vomica 200.*

Vom nächsten Tage an schien der Mann zufriedener und
heiterer, eine Woche lang trällerte er vor sich hin. Diese
Charakteränderung war ausnahmsweise schnell eingetreten
und seine Frau fürchtete zuerst, ihr Mann würde den Verstand
verlieren. Das war nun nicht der Fall. Vielmehr ist er seit
10 Monaten nicht mehr jähzornig, nicht mehr reizbar und vor
allem nicht mehr im geringsten eifersüchtig. Er fordert seine
Frau jetzt selbst auf, ihre Eltern zu besuchen, was er ihr vorher
verboten hatte. Sie kann jetzt Besuche bei den Familienangehörigen machen, so oft sie will, und er sagt ihr sogar, sie könne
zurückkommen, wann sie wolle.

IV.

Ein 60jähriger Mann hatte in den 32 Jahren seiner Ehe
häufig Anwandlungen von Eifersucht, bei denen er jähzornig
wurde. In den letzten 5 Jahren bestand die Eifersucht fast
dauernd in sehr heftiger Form, sie ließ ihn nachts aus dem
Schlaf auffahren. Während dieser Zeit war er bösartig geworden und beleidigte seine Familienmitglieder bei der geringsten
Veranlassung. Er war Großvater.

Am 26. 6. 1881 erhielt er eine Gabe *Lachesis 200.*

Am 17. 7. berichtete mir seine Frau, er sei während der
letzten drei Wochen noch bösartiger, beleidigender und eifersüchtiger gewesen als vorher. Ich vermutete eine vorüber-
gehende Erstverschlimmerung und gab eine Dosis *Sacch. lact.*

Am 16. 10. sagte mir seine Frau, in den nächsten zwei Wochen sei der Zustand so wie vor der Behandlung gewesen.
Dann, also 5 Wochen nach der Gabe *Lachesis*, sei er mitten in

der Nacht so in Schweiß gebadet erwacht, daß sie seine Wäsche wechseln mußte. Zur gleichen Zeit weinte er bitterlich und bat sie reuevoll um Verzeihung für all den Kummer, den er ihr in den 32 Jahren der Ehe gemacht habe.

Seitdem wiederholen sich diese Reueanwandlungen mit Weinen und Bitten um Entschuldigung von Zeit zu Zeit. Der Mann ist sanftmütig, fügsam, zuvorkommend und sehr gefällig geworden. Seine Frau ist ebenso glücklich wie erstaunt über diese Charakterwandlung.

Die psychische Behandlung dieses Mannes ist die einzige, bei der ich derart akut-krisenhafte Erscheinungen beobachtet habe.

V.

Eine Frau fühlte sich seit 28 Jahren sehr unglücklich, weil ihr Mann so jähzornig und reizbar war, daß er sie bei Widerspruch schlug, oft log und so übellaunig war, daß er oft 8 bis 14 Tage kaum ein Wort sagte.

Er erhielt eine Gabe *Nux vomica 200.*

Eine Woche später begann der Charakter des Mannes sich zu bessern. Sein Jähzorn trat nur noch vorübergehend auf, er log kaum noch und die Übellaunigkeit ließ nach einer halben bis ganzen Stunde Dauer von selbst nach.

Die Besserung ging langsam weiter. Nach vier Monaten sind die Reizbarkeit, der Jähzorn, die Neigung zum Lügen und Mürrischsein verschwunden, er ist bemüht, allen seinen Angehörigen Gefälligkeiten zu erweisen.

VI.

Ein verschlossener, bösartiger und eifersüchtiger Mann betrank sich seit drei Jahren täglich. Er vernachlässigte seine Frau, seine Kinder und seine Geschäfte und hatte sein kleines Vermögen fast restlos vergeudet.

Am 19. 11. 1879 erhielt er ohne sein Wissen 6 bis 7 Körnchen *Lachesis 200.*

Am 17. 12. ist die Eifersucht völlig verschwunden, er ist weniger verschlossen und bösartig. Eine Gabe *Lachesis 2000.*

Am 28. 1. 1880 berichtet seine Frau, daß ihr Mann sich im letzten Monat nur fünfmal betrunken habe. Sein Charakter habe sich weiter gebessert, er bekümmert sich wieder mehr um seine Familie und seine Geschäfte. *Sacch. lact.*

Am 9. 6. sagt seine Frau, er habe sich seit dem 28. 1. nicht ein einziges Mal mehr betrunken. Ich gebe ihm eine Gabe *Sulfur 5000,* die einen Husten beseitigt, der durch einen tuberkulösen Schub bedingt war.

Am 20. 7. sagt seine Frau, ihr Mann habe sich wieder zweimal betrunken, wahrscheinlich weil Geschäftsfreunde ihm Wein gebracht und angeboten hatten. Da seine rechte Lunge die Zeichen einer Tuberkulose im ersten oder zweiten Stadium aufweist, verordne ich eine Gabe *Phosphorus 200* und eine Mastkur, die ich seit neun Jahren in der Mehrzahl der Fälle mit unerwartet gutem Erfolg anwende.

Am 20. 12. berichtet seine Frau, im letzten Monat habe ihr Mann sich wieder fast täglich betrunken. Es ist aber eine Änderung eingetreten. Während er sich früher in Gesellschaft betrank und *Lachesis* das Heilmittel war, betrinkt er sich jetzt heimlich und *Lachesis* hilft nicht.

Jetzt schien mir *Sulfur* indiziert, weil ich vor mehreren Jahren damit einen jungen Mann geheilt hatte, der allein in den Keller ging, um sich heimlich zu betrinken. Ich verordnete daher eine Gabe *Sulfur 5000.* Diese Arznei war am 9. 6. ohne Wirkung geblieben, weil das Symptom „b e t r i n k t   s i c h   h e i m l i c h " nicht vorhanden war. Sie wirkte jetzt sofort, weil dieses wichtige Symptom jetzt aufgetreten war. Seit dieser Zeit, also seit fast einem Jahr, hat der Patient sich nicht ein einziges Mal mehr betrunken, obgleich er häufig Leute besuchte, die sich in seiner Gegenwart betranken. Häufig trinkt er zu den Mahlzeiten nur klares Wasser, wie seine Familienangehörigen auch. Er sagt, daß er am Wein keinen Geschmack mehr finde, — die Wirkung von *Lachesis* und *Sulfur.*

2

Es scheint mir unnötig, weitere Beispiele von der Besserung oder Heilung Trunksüchtiger durch die homöopathische Behandlung zu geben, da die angeführten deutlich erkennen lassen, daß man die indizierten Mittel in verschiedenen Zeitintervallen und Dosierungen wiederholen und andere Mittel einsetzen muß, wenn neue psychische Symptome bei den Trunksüchtigen auftreten. Der Wechsel zwischen „Hoch" und „Tief" im Befinden, den auch gesunde Menschen haben, findet sich bei Kranken und Lasterhaften häufiger und ausgesprochener. Der Arzt muß daher immer wieder gegen Rückfälle ankämpfen und oft ist eine wiederholte Behandlung erforderlich, um die krankhafte oder lasterhafte Veranlagung zu beseitigen.

Leider scheitert die Behandlung nach Anfangserfolgen oft daran, daß die Verwandten oder Freunde nicht die nötige Ausdauer haben, die es dem Arzt möglich macht, die Rückfälle und verschiedenartigen Äußerungen der Krankheit zu bekämpfen und nach und nach schlechte Charakterveranlagungen zu beseitigen.

VII.

Ein reichgewordener Bauer hatte eine Tochter, um die sich ein junger Mann in guten Verhältnissen bewarb. Der Vater verweigerte seine Einwilligung, vor allem aber jede Mitgift. Die Frau dieses starrköpfigen, tückischen, lieblosen, egoistischen und geizigen Mannes bat mich, seinen Charakter so zu beeinflussen, daß er seine Zustimmung zur Heirat gebe und eine angemessene Mitgift bewillige.

Er erhielt eine Gabe *Calcarea carbonica 300*.

Schon drei Wochen später begann ein Wandel im Charakter des störrischen Vaters. Bald danach gab er seine Zustimmung zur Heirat und die erbetene Mitgift.

VIII.

Ein 4jähriges lymphatisches Kind, das seit zwei Jahren onanierte, war ungehorsam, herrisch, starrköpfig, heftig, egoistisch, geizig, nie fröhlich noch zuvorkommend und ließ sich kaum durch Gewalt leiten.

Am 4. 7. 1871 verordnete ich ihm *Silicea 30,* das es eine Woche lang täglich 4- bis 5mal einnehmen sollte.

Ich war angenehm überrascht, als ich nach Ablauf dieser Zeit hörte, daß der Junge folgsam, heiter, zuvorkommend, mitleidig geworden war und seine Spielsachen und Leckereien mit seinen Spielgefährten teilte.

IX.

Fräulein X, 19 Jahre alt, war schüchtern, verschlossen, lieblos, egoistisch und geizig. Sie teilte das, was sie erhielt, nie mit ihren Schwestern.

Am 7. 1. 1875 erhielt sie eine Gabe *Calcarea carbonica 300.*

14 Tage danach wurde sie mitteilsamer und zärtlicher, sie umarmte und küßte ihre Mutter vier-, fünfmal am Tage, was sie früher nie getan hatte.

Am 3. 2. 1875 erhielt sie eine Gabe *Silicea 30,* die sie bald darauf von ihrem Egoismus und Geiz heilte. Als ihre Schwester zu einer Gesellschaft gehen wollte, erbot sie sich sogar, ihre kranke Mutter zu versorgen, eine bis dahin unerhörte Selbstverleugnung. Außerdem teilte sie jetzt ihre kleinen Besitztümer mit ihren Schwestern.

X.

Vor 8 — 10 Monaten sagte mir eine hübsche, junge Arbeiterin: „Herr Doktor, man hat mir erzählt, Sie könnten den Charakter ändern, tun Sie es doch bitte bei meiner Schwester. Sie ist 30 Jahre alt, verwachsen, ihr Gesicht ist blatternarbig. Vor einigen Wochen hielt ein junger Mann um meine Hand an. Meine Schwester ist verbittert, weil nie jemand um sie geworben hat. Jetzt zeigt sie mir gegenüber soviel Eifersucht, Haß und Bosheit, als sei sie nicht mehr richtig im Kopf. Wenn das so bleibt, kann ich nicht länger mit ihr zusammen wohnen."

Ich verordnete eine Gabe *Lachesis 200.*

Drei Wochen später erzählt mir das junge Mädchen: „Zwei Tage nachdem meine Schwester Ihr Mittel genommen hatte, sagte sie mir plötzlich, sie scheine wieder zur Vernunft gekommen zu sein. In der Tat ist ihre Verschrobenheit völlig geschwunden, so daß ich bei ihr bleiben kann."

XI.

Einer meiner Patienten hatte ein junges Kinderfräulein, das seinen Dienst sehr gut verrichtete. Sie war aber schwermütig, sprach kaum ein Wort, hatte eine Abneigung gegen Fremde und war dabei so aufgeregt und in ihren Bewegungen so heftig, daß die drei Kinder, die sie versorgte, schrieen, wenn sie angezogen wurden.

Am 24. 2. 1881 erhielt sie eine Gabe *Nux vomica 200.*

Zwei bis drei Wochen später war sie weniger schwermütig, sprach mehr, war folgsamer, sanfter, weniger aufgeregt und heftig, so daß die Kinder beim Anziehen nicht mehr schrieen.

XII.

Infolge einer ununterbrochenen zweijährigen Behandlung war Frau X, 35 Jahre alt, nach 14jähriger unfruchtbarer Ehe schwanger geworden. Während der Schwangerschaft wurde sie sehr reizbar und ein unglückseliges Mißtrauen, an dem sie seit 10 Jahren nach einer trüben Erfahrung litt, verschlimmerte sich stark. Nach Ablauf einer Woche, während der sie täglich eine Gabe *Causticum 30* erhielt, verschwand die nervöse Reizbarkeit und außerdem auch das Mißtrauen, an dem sie seit 10 Jahren litt. Als sie das Mittel nahm, hatte sie keine Ahnung davon, daß es sie auch von dem eingewurzelten Mißtrauen befreien sollte.

XIII.

Es gelang mir, bei einem Mädchen von 25 Jahren eine Lungentuberkulose, die gerade vom ersten auf das zweite Stadium übergehen wollte, wesentlich zu bessern. Ich war erstaunt, daß es mir nicht gelang, sie völlig zu heilen, und fragte die Mutter, ob eine seelische Ursache das Leiden veranlaßt habe oder aufrecht erhielte. Sie berichtete, daß die Erkrankung ihrer Tochter begonnen habe, nachdem sich eine Heirat zerschlagen habe, und ihre Tochter bestätigte diese Ansicht durch ihr Weinen und Schluchzen. Ich verordnete für sechs Tage je eine Gabe *Staphysagria 30*. Von da ab ging es schnell bergauf bis zu der bald erfolgenden Heilung.

Unter dem Einfluß seelischen Drucks werden Schlaf und Ernährung, die zur Erhaltung der Gesundheit so unentbehrlich sind, gestört. Dann entwickeln sich bei jedem Menschen die Krankheiten, zu denen er disponiert ist. Wird die seelische Gelegenheitsursache in ihrer Wirkung abgeschwächt, gelingt häufig die Heilung der Krankheit, wenn die Gesundheitsstörungen nicht schon zu weit fortgeschritten sind.

Durch Arzneien, die dem individuellen seelischen Zustand angepaßt sind, könnte man wahrscheinlich der Entwicklung eines Krebses zuvorkommen, wenn er sich zuerst nach seelisch deprimierenden Einflüssen bemerkbar macht.

XIV.

Eine sehr freundliche, opferbereite Frau hatte sich bereit gefunden, eine Kranke im letzten Stadium zu versorgen. Dieser wohltätige Dienst erzeugte bei der herzensguten Frau einen solchen Ekel, daß sie sich immer wieder übergeben mußte. Ich verordnete ihr für drei bis vier Tage dreimal täglich eine Gabe *Nux vomica 12*. Nach einer kurzen Erstverschlimmerung verschwand das Erbrechen schnell.

Wahrscheinlich wäre die Heilung ohne die Erstverschlimmerung eingetreten, wenn ich nur eine Gabe *Nux vomica 30* oder *200* verordnet hätte.

XV.

Herr X, 46 Jahre alt, hatte die Anfangssymptome einer allgemeinen Paralyse. Im Gegensatz zu früher hatte er eine unmotivierte Abneigung gegen bestimmte Personen und war sehr ungeschickt im Gebrauch seiner Gliedmaßen geworden. Ich ließ ihm 6 Tage lang täglich eine Dosis *Natrium muriaticum 25* geben. 14 Tage später konnte er feststellen, daß seine Abneigung und seine Ungeschicklichkeit verschwunden waren. Er wußte nicht, daß dieses Mittel diese doppelte Wirkung haben konnte.

XVI.

Fräulein X hatte eine gute Schulbildung genossen und war wohlerzogen. Infolge eines Liebeskummers hatte sich der Zwangsgedanke eingestellt, durch Ertränken oder Gift ihrem Leben ein Ende zu machen. Mit Hilfe verschiedener Arzneien hatte ich sie davon geheilt. Sie hatte aber gegen ihre ausgezeichnete Mutter eine ausgesprochene Abneigung und war ihr gegenüber so bösartig, daß sie sie sogar schlug. Ich ließ ihr eine Gabe *Natrium muriaticum 200* geben, nachdem sie eine Reihe Mittel ohne Erfolg erhalten hatte. Seitdem hat sie ihre Mutter nicht mehr geschlagen, sie zeigt jetzt vielmehr eine große Zuneigung zu ihrer Mutter.

Diese Patientin ist die einzige unter den hier wiedergegebenen Beobachtungen, bei der sich Zeichen einer Geisteskrankheit bemerkbar machten. Sie hatte und hat noch Symptome von Verfolgungswahn, glaubt sich immer überwacht, beobachtet und verfolgt. Verschiedene Arzneien lassen aber die Besserung des Gemütszustandes anhalten und verzögern auf unbestimmte Zeit die Weiterentwicklung der Geistesstörung.

XVII.

Ein 17jähriges Kinderfräulein war so gleichgültig, langsam und so wenig auf ihre tägliche Arbeit bedacht, daß sie entlassen werden sollte. Ich gab ihr drei Tage je eine Gabe *Calcarea carbonica 300*, ohne ihr zu sagen warum. Nach einer Woche wurde sie lebhaft, flink, intelligenter und eifrig in ihrer

Arbeit. Die Besserung hält jetzt bereits seit 8 — 10 Monaten an.

XVIII.

Ein 16jähriger litt an rechtsseitiger Lungentuberkulose im ersten Stadium als Folge von übermäßiger Arbeit und Unterernährung. Er war zwar sehr arbeitswillig, aber er verrichtete seine Arbeiten zu langsam. Ich verordnete ihm außer *Calcarea carbonica 300*, das er sechs Tage lang täglich einmal nehmen sollte, eine Diät, durch die er täglich 150 g zunahm. Sein körperlicher Zustand besserte sich dadurch sehr. Etwa zwei Monate später ließ ich ihn an fünf Tagen je eine Gabe *Sulfur 300* nehmen, ohne zu sagen warum. Durch dieses Mittel wurde er lebhaft und flink in seiner Arbeit, während *Calcarea carbonica,* das im vorhergehenden Fall so gut gewirkt hatte, bei ihm erfolglos war.

XIX.

Herr X war in seiner Jugend flink und so lebendig, daß seine Mitschüler ihn „Rapide" nannten. Ein chronisch kränklicher Zustand und das Alter hatten seine große Lebendigkeit erlöschen lassen. Mit 52 Jahren fragte er mich um Rat. Ohne Erfolg gab ich ihm verschiedene Mittel, darunter auch *Calcarea carbonica.* Dann verordnete ich ihm eine Gabe *Sulfur 200.* Einen Monat später sagte er zu mir: „Es scheint mir, daß dieses Mittel mir meine frühere Lebendigkeit wiedergibt, die mir den Spitznamen Rapide eintrug."

XX und XXI.

Vor 12 Jahren handelten drei Kapitel im ersten Band meiner „Causeries cliniques" von der Behandlung des übermäßigen Geschlechtstriebs. Ich erwähnte unter anderem eine 20jährige, die täglich onanierte. Sie tat alles, um der Versuchung nicht zu erliegen, führte täglich glühende Andachtsübungen durch, um ihren Willen zu stärken. Sie hatte damit keinen Erfolg und unterlag täglich. *Origanum majorana* heilte sie völlig von diesem wirklich unwiderstehlichen Trieb. Diese Arznei wurde von dem verstorbenen Domherrn DE CÉSOLES entdeckt und in ähnlichen Fällen zuerst gebraucht.

Ein junges Mädchen, ebenfalls der Onanie verfallen, war vor zwei Jahren in einer Klosterschule. Die Oberin ließ mich fragen, ob ich sie heilen könnte, da sie sonst das junge Mädchen aus der Schule entfernen wollte, damit sich das Laster nicht unter den anderen Schülerinnen ausbreite. Ich verordnete 6 — 7 Körnchen *Origanum majorana*, die in vier Kaffeelöffeln frischem Wasser aufgelöst werden sollten, wovon jeden zweiten Tag ein Löffel voll zu nehmen sei. Die Behandlung hatte einen so dauerhaften Erfolg, daß die Oberin mich im nächsten Jahr wegen einer anderen Schülerin um Rat fragte, die ich in der gleichen Weise mit *Origanum* heilte.

XXII.

Eine junge, sittsame Frau war plötzlich von einer Erotomanie befallen worden, die seit mehreren Tagen unverändert anhielt. Sie erhielt eine Gabe *Platina 30*. Die Heilung vollzog sich noch am gleichen Tage und hält jetzt seit sieben bis acht Jahren an.

XXIII.

Eine Frau von 82 Jahren, die geistig noch so regsam war, daß sie täglich drei Zeitungen las, war seit einiger Zeit allen Dingen und auch ihren nächsten Angehörigen gegenüber völlig gleichgültig geworden. Wenn eine solche Interesselosigkeit sich erst einmal bei Greisen eingestellt hat, bleibt sie oft bis zum Tode bestehen. Auf meinen Rat hin erhielt sie eine Gabe *Conium maculatum 3000*. Nach Ablauf eines Monats verschwand die Interesselosigkeit und trat während der drei Jahre, die die Frau noch lebte, nicht wieder auf.

XXIV.

Eine Frau von 35 Jahren war schüchtern und hatte so wenig
Selbstvertrauen, daß sie nur zögernd Entscheidungen in ihrem
Haushalt traf, was manchmal Verstimmungen zwischen den
Eheleuten hervorrief.

Am 21. 8. 1875 verordnete ich für sechs Tage täglich eine
Gabe *Carbo vegetabilis 30.* Am dritten Tage zeigte sich Selbstvertrauen, verschwand wieder am fünften Tag, kehrte wieder
und wuchs dann bis zum 11. 10. Das Mittel hat außerdem ein
eigenartiges Verlangen nach Suppen hervorgerufen, die gut
vertragen und allen anderen Speisen vorgezogen wurden.

Am 23. 11. 1875 verordnete ich wieder für sechs Tage je
eine Gabe *Carbo vegetabilis 30.* Bald danach sagte die Patientin zu mir: „Jetzt habe ich Selbstvertrauen genug und kann
meine Anordnungen im Haushalt so sicher und rechtzeitig
treffen, daß keine Veranlassung zu Auseinandersetzungen mit
meinem Mann mehr besteht."

XXV.

Fräulein X., 23 Jahre alt, war in Gesellschaft steif und
unbeholfen in ihrer Haltung und ihren Bewegungen, ihr Gesicht war dunkelrot, manchmal fast bläulich, weil sie sehr
schüchtern war und kein natürliches Selbstvertrauen hatte.
Infolgedessen wirkte sie weniger hübsch und intelligent als
zu Hause.

Am 30. 5. 1875 verordnete ich ihr *Carbo vegetabilis 30,*
das sie zwei Tage lang täglich dreimal einnehmen sollte.

Da die Arznei zu häufig wiederholt worden war, verminderte sich ihr Selbstvertrauen während der folgenden
10 Tage noch mehr. Am 11. Tage kehrte es wieder und hielt
sich, am 30. Tag steigerte es sich und wuchs dann allmählich
weiter, so daß sie mir nach einiger Zeit sagte: „Ich besitze jetzt
eine natürliche nicht übertriebene Sicherheit, so daß meine
Familienangehörigen überrascht sind. Ich fühle mich unter
Fremden ebenso wohl wie bei meinen Eltern."

Dieses oder sonst ein passendes Mittel kann auch jungen, schüchternen Menschen das nötige Selbstvertrauen geben, die ein Examen machen oder sich an einem Wettbewerb beteiligen wollen. Manche versagen nicht aus einem Mangel an Wissen, sondern durch das fehlende Selbstvertrauen, das sie daran hindert, ihre Kenntnisse zu zeigen.

Die vorhergehenden Fälle haben gezeigt, daß sich unter dem Einfluß einer Arznei der Charakter des Menschen ändern und bessern kann. Die folgenden Fälle sollen zeigen, daß auf dem gleichen Wege auch die Intelligenz des kranken oder scheinbar gesunden Menschen beeinflußt werden kann.

XXVI.

Während des Krieges 1870—71 versah ich den ärztlichen Dienst in einem der drei homöopathischen Ambulatorien von Lyon, zu deren Schaffung ich mit Hilfe der Freigebigkeit des amerikanischen Philanthropen A. T. STUART beigetragen hatte. Unter andern hatte ich zehn Soldaten zu behandeln, die mehr durch außerordentliche Strapazen und Mangel an Schlaf, Nahrung und Körperpflege als durch ihre sehr verschiedenen Krankheiten so stumpfsinnig geworden waren, daß sie die einfachsten Fragen über ihr Befinden nicht beantworten konnten.

Zuerst verordnete ich einem jungen Mobilgardisten, von dem ich seit acht bis zehn Tagen keinerlei Antwort erhalten konnte, *Belladonna 12*, stündlich eine Gabe. Die bestehende Pupillenerweiterung zeigte das Mittel sehr deutlich an. Am nächsten Tage erhielt ich klare Antworten.

Zehnmal verordnete ich in gleicher Weise *Belladonna 12* Soldaten, bei denen sich dieser Zustand von Stumpfsinn oder Schwachsinn mit anderen krankhaften Zuständen zusammen oder isoliert zeigte. Bei neun von ihnen erhielt ich am nächsten, spätestens am übernächsten Tage klare Antworten. Einmal versagte die Behandlung und zwar bei einem Algerier, vielleicht, weil *Belladonna* wohl eine latent vorhandene Intelligenz entwickeln, sie aber nicht bei jemand hervorrufen kann, der sie nicht hat.

XXVII.

Vor acht bis zehn Jahren konsultierte mich der 35jährige Herr X., der an Hämorrhoiden und Hypochondrie litt. Bis zum Alter von fünf Jahren wurde er in einem Dorf im Beaujolais aufgezogen, wo er „um ihn zu kräftigen" glasweise Wein zu trinken bekam. Das alkoholische Getränk und später mehrfache Erkrankungen an Tripper führten zu Stauungszuständen der Blase und Prostata, vielleicht auch zur Hypochondrie.

Gegen die Blasenstörung verordnete ich *Cantharis 12.* Einen Monat später sagte Herr X. zu mir: „Ihre Medizin hat meine Blasenbeschwerden behoben und außerdem einen Erfolg gezeigt, den ich nicht erwartet hatte. Von Natur furchtsam, litt ich mein ganzes Leben unter Angstzuständen. Diese sind verschwunden. Meine Gedanken waren oft verworren, mein logisches Urteilsvermögen unklar. Heute sind meine Gedankengänge und mein Urteilsvermögen klar."

Seitdem habe ich Herrn X. mehrfach wieder getroffen und er bestätigte, daß seine Angstzustände endgültig verschwunden sind. Wenn aber wieder Beschwerden von Blase und Prostata auftreten, zeigen sich auch wieder das unklare Denkvermögen und die Urteilsschwäche.

XXVIII.

Ein Mädchen von 22 Jahren war verschlossen, sehr erregbar und jähzornig, unintelligent, ungehorsam und faul. Bei der geringsten Widerwärtigkeit litt sie an Kopfschmerzen. Wegen eines großen Naevus vasculosus verordnete ich ihr am 21. 9. 1876 eine Gabe *Calcarea carbonica 6000.* Am 21. 11. wird mir berichtet, daß ihre Erregbarkeit nachgelassen hat und daß sie nicht mehr bei jeder Widerwärtigkeit Kopf-

schmerzen bekommt. Eine Gabe *Calcarea carbonica 2000*. Am
23. 1. 1877 eine Gabe *Calcarea corbonica 6000*.

Am 10. 3. 1877 berichtet mir die Mutter, daß ihre Tochter
besonders seit der letzten Arzneigabe intelligent, gehorsam
und arbeitsfreudig geworden ist.

Den Vater des jungen Mädchens heilte ich mit *Nux vo-
mica 12* fast völlig von seiner Neigung zum Jähzorn, einen
Bruder von sieben Jahren mit *Causticum 30* völlig von seiner
Veranlagung zur Bösartigkeit und der Sucht, andere zu ärgern.
Vor der Behandlung schlug er nach seiner Mutter, wenn sie
ihn anzog, nachher nicht mehr.

XXIX.

Eine sehr glückliche 25jährige Frau, die ihren Mann und
ihr Kind sehr liebte, hatte seit ihrer Niederkunft vor 4—5
Monaten häufig den fast unwiderstehlichen Trieb, sich mit
ihrem Kind aus dem Fenster zu stürzen. Nachdem ihr Mann
ihr ohne Erfolg mehrere homöopathische Arzneien gegeben
hatte, konsultierte er mich am 21. 6. 1876. Ich verordnete eine
Gabe *Belladonna 300*. Zwei Tage später verschwand der
Trieb, sich aus dem Fenster zu stürzen, zeigte sich nach einer
Aufregung am 2. 7. noch einmal und hörte dann endgültig
auf. Seit fünf Jahren hat er sich nicht wieder gezeigt.

Als ich den Mann einen Monat später wieder traf, sagte
ich ihm, daß *Belladonna* die Veranlagung zur Gefallsucht
beseitige und fragte ihn, ob die Arznei auch in dieser Hinsicht
bei seiner Frau eine Wirkung gezeigt habe. Er erwiderte mir
mit dem Ausdruck eines Menschen, dem ein Licht aufgeht:
„In der Tat. Meine Frau war sehr gefallsüchtig und verschwenderisch, soweit es ihre Aufmachung anbetraf. Wenn
wir zusammen ausgehen wollten, mußte ich eine halbe Stunde
warten, bis sie sich zurechtgemacht hatte. Heute ist es anders.
Ich erinnere mich, daß ihre Gefallsucht und die Neigung zur
Verschwendung 5—6 Tage nach dem Einnehmen der Arznei
nachließ.“

Am 18. 8. beklagte sich ihr Mann darüber, daß sie weniger
sauber sei als früher, daß sie durchaus keinen Geschmack habe
und noch weniger Intelligenz. Er sagte: „Ich glaube, daß es
unmöglich ist, ihre Intelligenz je zur Entfaltung zu bringen."
Ich riet ihm, seiner Frau eine Gabe *Ammonium carbonicum 200*
zu geben.

Einen Monat später sagte er mir zufrieden: „Meine Frau
hat nach der Arznei ihre frühere Sauberkeit wiedergewonnen,
sie zeigt Geschmack in der Kleidung für sich und das Kind,
ohne wieder verschwenderisch geworden zu sein, vor allem
aber ist sie viel intelligenter geworden, als ich je zu hoffen
gewagt hatte." Diese Erfolge bestehen jetzt seit fünf Jahren
unverändert.

XXX.

Vor einigen Jahren fragte der 78jährige Herr X. mich um
Rat. Ich kannte ihn von früher her als einen sehr feinsinnigen
Geist, der, wenn die Umstände es erlaubt hätten, ein ausge-
zeichneter, nicht alltäglicher Professor der Literatur hätte
werden können. Er betrat mein Sprechzimmer mit verstörtem
Blick und stumpfsinnigem Gesichtsausdruck. Von seiner
früheren Intelligenz war gerade noch so viel übrig geblieben,
daß er mich bitten konnte, ihn zu heilen. Ich stellte bei ihm
eine beginnende Altersdemenz fest und suchte eine Arznei,
die deren Weiterschreiten verhindern und ihn wenn möglich
heilen könnte. Mehrere Male hatte ich ihn früher von cardialen
Stauungszuständen durch *Natrium muriaticum 25* befreien
können. Dieses Mittel schien mir auch bei den jetzt vorliegenden psychischen Symptomen angezeigt. Ich verordnete daher
für sechs Tage täglich eine Gabe *Natrium muriaticum*. Einen
Monat danach sah ich den Greis wieder. Er hatte seine volle
Intelligenz und seinen Geist von früher wieder erlangt. Er
behielt beides bis zu seinem Tod, der etwa zwei Jahre später
durch eine akute Krankheit, Pneumonie oder Endocarditis,
eintrat.

XXXI.

Ich verordnete dem ersten Buchhalter eines großen Handelshauses eine Gabe *Calcarea carbonica 300,* da das Mittel mir bei seinem augenblicklich vorliegenden krankhaften Zustand zu passen schien. Einen Monat später sah ich ihn wieder und fragte ihn, ob er Freude an der Beschäftigung mit Zahlen habe. Lebhaft erwiderte er: „Nein, Herr Doktor. Und trotzdem verbringe ich seit 14 Tagen meine Abende damit, meine Aufrechnungen zu überprüfen, und ich tue es gerne, mit einem gewissen Vergnügen." „Darüber bin ich nicht erstaunt", erwiderte ich ihm, „denn die letzte Arznei, die sie erhalten haben, entwickelt die Neigung zur Mathematik und Freude an ihr."

XXXII.

Vor einigen Jahren behandelte ich einen jungen Mann, der eifrig Mathematik studierte, weil er bei einem Polytechnikum angenommen werden wollte. Da er mehrfach an Lungentuberkulose im ersten Stadium erkrankt war, ließ ich ihn alle drei bis sechs Wochen eine Gabe *Calcarea carbonica 300* nehmen. Nach jeder Gabe bemerkte er ein Nachlassen seiner Gehirnmüdigkeit und mehr Freude an der Mathematik.

Während dieser junge Mann wußte, daß *Calcarea carbonica* die beobachtete Wirkung hervorbringen kann, war es dem vorher erwähnten Patienten unbekannt. Man kann also wenigstens bei ihm die erwachte Neigung für mathematische Arbeiten nicht als Wirkung der Einbildungskraft erklären.

Um jemand ohne sein Wissen zu behandeln, lasse ich die verordnete Dosis in einem drittel Glas Wasser auflösen und dann in eine nicht medikamentöse Flüssigkeit gießen wie Suppen, Schokolade, Kakao, Milch, klares oder Zuckerwasser und möglichst bei einer Mahlzeit, bei der kein Wein, Kaffee, Tee oder dergleichen genossen werden. Ich habe aber Fälle beobachtet, bei denen das nicht möglich war und die Arznei

in eine medikamentöse Flüssigkeit gegeben wurde. Trotzdem
behielt sie ihre Wirkung. Als Beispiel bringe ich die beiden
nächsten Fälle.

XXXIII.

Einem Mann und seiner Frau, deren aufbrausender Charakter ihr Kind beunruhigte und krank machte, verordnete
ich je eine Gabe *Nux vomica 200*. Es bestand keine andere
Möglichkeit, als ihnen die Arznei in einer Tasse Kaffee zu
geben. Obgleich Kaffee als Antidot für *Nux vomica* an-
gesehen wird, setzte das Mittel, besonders bei einem der Ehegatten, die Neigung zum Aufbrausen beträchtlich herab.

XXXIV.

Ein Junggeselle von 76 Jahren stand ganz unter der Herr-
schaft seiner Hausangestellten. Um ihn davon unabhängig zu
machen, verordnete ich eine Gabe *Lycopodium 30*. Es bestand
keine andere Möglichkeit, als ihm die Körnchen in ein Glas
mit Wasser verdünnten Weins zu geben, als er während einer
Mahlzeit für kurze Zeit das Zimmer verließ. Obgleich die
Arznei im Magen mit allen Speisen der Mahlzeit, mit dem
Wein und — wie ich glaube — auch mit Kaffee vermischt
wurde, machte sie den Greis für die Dauer von drei Monaten
offensichtlich unabhängiger. Wahrscheinlich hätte eine Gabe
der 6000. oder selbst der 200. Dilution eine dauerhaftere
Wirkung gehabt.

In manchen Fällen genügt es, eine 30. Dilution in verschiedenen Zeitabständen zu geben, um einen dauerhaften
Erfolg zu erzielen. Im allgemeinen bewirken aber die hohen
Dilutionen, die mit vollem Recht H o c h p o t e n z e n genannt
werden, einen endgültigen Erfolg, selbst wenn sie nur einmal
gegeben werden.

Ich empfehle dringend, nicht in kurzer Folge mehrere
Gaben einer hohen Dilution zu geben, oft sogar nicht der 30.

Selbst diese kann dann Verschlimmerungen bewirken, die die
Heilung verzögern oder verhindern, wie es die Beobachtungen XIV und XXV zeigen. Die hohen Dilutionen rufen noch
schädlichere und länger anhaltende Verschlimmerungen hervor, wenn sie zu oft wiederholt werden. Selbst von einer Gabe
einer hohen Dilution sah ich Verschlechterungen auftreten, die
mehrere Wochen anhielten, aber meist eine gute Vorhersage
erlaubten, da im allgemeinen eine oft bemerkenswerte Heilung
folgt, wie es die Beobachtung IV zeigt.

HUFELAND hat gesagt, daß es eine Grundbedingung der
W i s s e n s c h a f t sei, so viel wie möglich zu generalisieren, eine
Grundbedingung der K u n s t aber, so viel wie möglich zu individualisieren. Ich brauche die homöopathischen Ärzte nicht
daran zu erinnern, wie notwendig und unentbehrlich das
Individualisieren ist, wenn unsere Arzneien wirken sollen, besonders, wenn sie in hohen Dilutionen und nur in Einzelgaben
verordnet werden. Wie unsere therapeutische Schule sagt,
müssen alle körperlichen und seelischen Symptome g e d e c k t
werden, die der Arzneimittelversuch am Gesunden hervorgerufen hat.

Wie der Maler bei einem Portrait alle Gesichtszüge be-
achten muß, so muß der homöopathische Arzt alle körperlichen und seelischen Symptome des Patienten kennen. Sonst
kann er das gegen die seelischen und geistigen Symptome
wirksame Mittel nicht wählen.

Wenn ich eine Arznei gegen eine psychische Störung ver-
schreibe, ordne ich ausdrücklich an, die Arznei dem Kranken
i m m e r   o h n e   s e i n   W i s s e n zu geben. Ihre Heilkraft
wirkt sich besser aus, wenn sie nicht durch Vorurteile oder
das seelische Widerstreben des Behandelten gehemmt ist.
Selbst nach der Heilung soll der Patient nie erfahren, daß er
überhaupt eine Arznei zur Behebung eines Charakterfehlers
erhalten hat.

Schon diese Vorstellung könnte einen Rückfall verursachen.
Träte aus diesem oder einem andern Grund ein Rückfall auf,
so wäre es schwierig, den dann oft sehr mißtrauisch gewor-

denen Kranken überhaupt wieder ein Mittel zu geben. Sie dürfen von der Behandlung durchaus nichts wissen, damit ihr seelisches Gleichgewicht nicht gestört wird, das doch die Heilung erleichtert und dauerhafter macht.

Ich empfehle, bei den arzneilich Behandelten nicht außerdem noch zu versuchen, sie von ihren Fehlern durch Vernunftgründe zu befreien, da letztere wirkungslos sind oder die Situation noch verschärfen. Bei Charakterfehlern hat man mit ihnen keinen besseren Heilerfolg als bei einer Migräne.

Nachdem mir eine große Zahl schöner Heilungen auf psychischem Gebiet bei Erwachsenen und Greisen gelungen war, war ich sehr erstaunt darüber, daß ich bei Kindern nicht den gleichen Erfolg hatte. Bei ihnen gelangen die Heilungen in der Tat seltener und die Erfolge waren weniger vollständig. Ein sehr fein beobachtender Arzt schrieb mir, dies sei wahrscheinlich deshalb so, weil die Arzneien gleichzeitig mit der Bekämpfung schlechter seelischer Triebe die Fähigkeit zur Überlegung, zur Beobachtung und die Zugänglichkeit der Kritik gegenüber entwickelten, was bei einem Erwachsenen unbewußt dazu beiträgt, ihn von seinen unglücklichen seelischen Trieben zu befreien. Diese geistigen und seelischen Fähigkeiten sind bei einem Kind aber erst in der Anlage vorhanden und können daher durch eine oder mehrere Arzneien nicht sofort entwickelt werden. Trotzdem sah ich auch bei einigen Kindern, daß eine einzige Gabe einer Arznei krankhafte Triebe zum Verschwinden brachte und sogar wie bei einem Arzneimittelversuch am Gesunden pathogenetisch wirkte.

Ich bringe dafür außer der Beobachtung VIII noch zwei weitere Beispiele.

XXXV.

Ein fast dreijähriges Kind konnte noch nicht sprechen, während sein 14 Monate jüngerer Bruder schon gut sprach. Um einen doppelten Versuch zu machen, gab ich ihnen je eine Gabe *Natrium muriaticum 25* auf die Zunge.

Drei Wochen danach begann das ältere Kind zu sprechen. Sein jüngerer Bruder hörte während dieser drei Wochen völlig auf zu sprechen und begann danach wieder damit wie früher.

Bei dem älteren Kind wirkte *Natrium muriaticum* anscheinend heilend, bei seinem Bruder aber sicher pathogenetisch. Beide Fälle, besonders der zweite, zeigen den speziellen Einfluß dieses Mittels auf die Fähigkeit, Gedanken durch Worte auszudrücken.

XXXVI.

Infolge einer Rachitis bestand bei einem Kind eine innen konkave Krümmung der Unterschenkel. Es wurde durch eine angepaßte Ernährung geheilt. Es behielt aber die Gewohnheit, beim Gehen die Fußspitzen so nach innen und gegeneinander zu führen, daß sie sich berührten. Es handelte sich wohl zum Teil um einen willensmäßig-psychischen Tic, mehr aber noch um einen somatischen Tic, der durch die erhöhte Muskelspannung der Fußadduktoren veranlaßt war. Das Kind erhielt dagegen eine Gabe *Lycopodium 6000* trocken auf die Zunge.

Gegen vier Uhr des gleichen Tages bekam das Kind Fieber, das immerhin so hoch war, daß man es zu Bett brachte. Während eines Monats wiederholte sich das Fieber, allmählich schwächer, täglich zur selben Zeit. Ohne Zweifel handelte es sich um eine pathogenetische Wirkung der Arznei, wie sie aus dem Arzneimittelversuch bekannt ist. Die Heilwirkung verlief folgendermaßen.

Eine Woche nach Einnehmen der Arznei begann das Kind die Spitze des rechten Fußes nach außen zu stellen, eine weitere Woche später auch die des linken Fußes. Allmählich brachte es seine Füße mehr und mehr in eine normale Stellung, so daß es am Ende eines Monats völlig von seinem unangenehmen Tic befreit war.

Während ich, wie gesagt, enttäuscht über die häufigen
Mißerfolge bei der psychischen Behandlung von Kindern war,
freute mich die Schnelligkeit, mit der die Arzneien die ver-
lorenen geistig-seelischen Kräfte der Greise wiedererweckten
und häufig dauerhaft wiederherstellten. So konnte ich bei
Greisen, die früher auf Sauberkeit hielten, die Neigung zur
Unsauberkeit heilen, was mir bei Kindern nicht gelungen ist.

Ein bekannter Arzt, der einzige homöopathische in einer
großen Provinzstadt, sagte zu mir: „Meine Klientel besteht
hauptsächlich aus Leuten, bei denen die Gebrechen des Alters
beginnen. Das kommt daher, daß es in einer Stadt, in der sich
die meisten Leute kennen, bald bekannt geworden ist, daß
die homöopathische Behandlung diese Gebrechen auffällig
vermindert oder sogar ganz beseitigt und in anderen Fällen
den Todestag hinausschiebt."

Noch besser als die körperlichen werden aber die seelischen
Gebrechen der Greise beeinflußt. So entgehen sie dem all-
mählichen Verfall des Alterns, dessen Anblick für die Umgebung eine Qual ist.

Außer den schon genannten drei Arzneien, *Nux vomica*,
Lachesis und *Natrium muriaticum*, die die Neigung zur Bösartigkeit beeinflussen können, möchte ich noch mit einer vier-
ten bekannt machen.

XXXVII.

Eine einzige Gabe *Arsenicum album 200* genügte, um einen
Mann von seiner wirklich außergewöhnlichen Bösartigkeit zu
heilen. Ihm selbst wurde die schnelle Wandlung seines Charakters bewußt, und er glaubte, sie einigen Gläsern Mandel-
milch zuschreiben zu müssen, die er zu dieser Zeit getrunken
hatte. Diese schöne Heilung gelang einem kürzlich verstorbenen Arzt, der von mir einige psychische Arzneiindikationen
gelernt hatte.

XXXVIII.

Eine 18jährige Magd war sehr lebhaft, sehr arbeitsam und verrichtete ihre Arbeit sehr gut. Sie hatte schon in sehr jungen Jahren einen liederlichen Lebenswandel geführt und war anscheinend sehr geneigt, ihn wieder aufzunehmen. Da sie im Verlauf ihrer täglichen Arbeit jeden Abend durch einen Teil des Dorfes gehen mußte, benutzte sie diesen Weg, um sich an die jungen Männer, denen sie begegnete, heranzumachen. Auf meinen Rat hin gab ihr Dienstherr ihr eine Gabe *Nux vomica 200*, die ihren zu starken Geschlechtstrieb merkbar herabsetzte, sechs bis sieben Wochen später eine Gabe *Platina 200*, die den Trieb fast ganz zum Erlöschen brachte. Seitdem vermeidet sie nach Möglichkeit den abendlichen Weg durch das Dorf. Dabei ist sie lebhaft und arbeitsam geblieben.

Es gibt Arzneien, die fast jede Abwegigkeit des menschlichen Charakters und fast jede Störung der Intelligenz hervorbringen und infolgedessen — s i m i l i a   s i m i l i b u s   c u r a n t u r — auch heilen können.

Aus

„ALKOHOLISMUS UND VERBRECHEN"

Behandlung

der Trunksucht und der Trunkenheit

(1889)

A.

Bisher konnte die Homöopathie die Trunksucht nicht heilen, weil die homöopathischen Ärzte, abgesehen von sehr seltenen Ausnahmen, die reichen Möglichkeiten ihrer M a t e r i a m e d i c a nicht zu benutzen wußten und die beiden Ratschläge ihres Meisters HAHNEMANN nicht befolgt haben:

1. Bei der Arzneimittelwahl muß man seine Aufmerksamkeit auf die Gemüts- und Geistessymptome richten, die der Kranke aufweist und die beim Arzneimittelversuch am Gesunden aufgetreten sind.

2. Bei chronischen Krankheiten soll man von dem gewählten Mittel nur eine Gabe geben und diese wochen- und monatelang wirken lassen.

Weil ich in diesen beiden Punkten die Ratschläge HAHNEMANNS befolgte, konnte ich die Hälfte der Trunksüchtigen von ihrem Laster heilen, wenn es nicht vererbt war. Ich lasse ihnen die individuell gewählten Mittel ohne ihr Wissen in der Nahrung oder einem Getränk geben.

Wenn die homöopathischen Ärzte nicht inkonsequent sein wollen, müssen sie ihre praktische Tätigkeit mit der Lehre HAHNEMANNS in Einklang bringen und die seelischen und körperlichen Symptome zusammen behandeln. Die seelischen Symptome müssen ausschließlich behandelt werden, wenn sie isoliert als alleinige Zeichen eines latent krankhaften Zustandes oder der persönlichen Veranlagung auftreten.

Ich halte mich ausschließlich an die Lehre von HAHNEMANN, wie er sie in 21 Paragraphen seines „O r g a n o n" (§ 210 — § 230) dargestellt hat, besonders in den beiden folgenden:

§ 211. Dieß geht so weit, daß bei homöopathischer Wahl eines Heilmittels, der Gemüthszustand des Kranken oft am meisten den Ausschlag giebt, als Zeichen von bestimmter Eigenheit, welches dem genau beobachtenden Arzte unter allen am wenigsten verborgen bleiben kann.

§ 212. Auf diese Haupt-Ingredienz aller Krankheiten, auf den veränderten Gemüths- und Geisteszustand, hat auch der Schöpfer der Heilpotenzen vorzüglich Rücksicht genommen, indem es keinen kräftigen Arzneistoff auf der Welt giebt, welcher nicht den Gemüths- und Geisteszustand des ihn versuchenden, gesunden Menschen sehr merkbar veränderte, und zwar jede Arznei auf verschiedene Weise.

In den Werken über Homöotherapie finde ich über 40 Mittel, die theoretisch gegen die Trunksucht empfohlen werden. Sie können wirken, wenn sie durch die Gesamtheit der körperlichen und seelischen Symptome angezeigt sind. Bevor ich auf ihre Differential-Indikationen eingehe, will ich die Mittel anführen, die sich in der Praxis am wirksamsten erwiesen haben, geordnet nach ihrer Bedeutung, indem ich mit denen beginne, die am häufigsten mit Erfolg angewandt worden sind. Ich gebe eine gedrängte Übersicht ihrer Indikationen.

Nux vomica:

Heftige, oft ärgerliche Menschen, die Kummer oder Sorge dazu treibt, sich zu betäuben. Häufiges Ausspucken.
Von Natur sanfte, gute, empfindsame Menschen, die in der Trunkenheit brutal werden, so daß sie schlagen und beleidigend werden, manchmal auch weinen.
Neigung zur Eifersucht, zum Neid, zum Selbstmord durch Ertränken, Erschießen oder Erdolchen, vor und während der Trunkenheit.
Während der Trunkenheit Neigung zur Traurigkeit, Auftreten von Impotenz oder starker sexueller Erregung.
Schon sehr kleine Mengen alkoholischer Getränke können betrunken machen.
Gieriges Verlangen nach Rotwein, Weißwein, Bier, Absinth und Rum.

Menschen, die durch Arbeitslosigkeit zur Trunksucht getrieben
werden.

Männliche und weibliche Neuropathen.

Frauen, die sich während oder nach einer Schwangerschaft
dem Trunk ergeben.

Oft nur geile Phantasien, aber auch Ausschweifungen.

Fixe Idee, jede, auch eine dringend erforderliche Behandlung
abzulehnen.

Spitzbuben und hinterlistige Menschen, die zu Verstopfung,
Erbrechen, Aufstoßen und Verdauungsstörungen neigen.

Raucher. Spieler. Verschwender, die nach und nach ihr ganzes
Vermögen vergeuden.

Verschwender aus Prahlerei, geizig gegen ihre Familie, freigebig gegenüber Fremden.

Menschen, die nicht die Geselligkeit, aber ihre Familie fliehen.

Lachesis:

Menschen von schlechtem Charakter, mit denen „nicht gut
Kirschen essen ist".

Lassen sich zu Gewaltverbrechen hinreißen, sind rachsüchtig,
böse, eifersüchtig, neidisch, ausschweifend.

Antriebe zum Mord, nicht zum Selbstmord, außer durch Über-
fahrenlassen.

Redet vor und während der Trunkenheit unaufhörlich.

Sagt und tut in der Trunkenheit, was er vorher nicht sagen
und tun wollte.

Gier nach Branntwein und Absinth.

Raucher.

Bald verschwenderisch, bald geizig.

Leichtsinnig, unbedacht.

Causticum:

Schweigsam, ränkesüchtig, rechthaberisch, leicht bis zu Tränen
gerührt vor, während und nach der Trunkenheit.

Vor und während der Trunkenheit übermäßige geschlechtliche

Erregung (Charakteristische Symptome).

Gier nach Branntwein und Rum.

Angezeigt, wenn jemand einen geliebten Menschen verloren hat.

Erwachsene, deren Vernunft nicht größer ist als die eines Kindes.

Große Gleichgültigkeit.

Paßt manchmal für diebische Menschen.

Raucher.

Sind unfähig, enthaltsam zu leben.

Junge Mädchen, die von dem Verlangen zur Ehe verzehrt werden.

Große Verschwender.

Sulfur:

Mit Flechten behaftete Menschen.

Hämorrhoidarier.

Immer unterwegs, arbeitsam.

Spätes Einschlafen. Zu langer, nicht erholsamer Schlaf.

Vertrödelt seine Zeit.

Betrinkt sich heimlich.

Mangel an Pflichtgefühl, hat auch nicht den Willen, seine Pflicht zu erfüllen.

Verlangen nach Wein und Bier.

Sanftmütig vor, brutal während der Trunkenheit.

Während des Rausches gesteigerte Intelligenz.

Sagt und tut während der Trunkenheit, was er vorher nicht sagen und tun wollte.

Fettleibige, wenigstens korpulente Menschen.

Unüberlegte, leichtsinnige Menschen.

Veranlagung zum Stehlen und Lügen.

Neidisch.

Ausschweifend nur in geringem Maß.

Paßt manchmal für arglistige, betrügerische Menschen.

Raucher.

Spieler.

Bald geizig, bald verschwenderisch, weil er nicht richtig einteilen und wirtschaften kann.

Calcarea carbonica:

Korpulente, fette Menschen.
Haben kein Pflichtgefühl und nicht den Willen, ihre Pflicht zu erfüllen.
Erweisen nicht gerne Gefälligkeiten.
Unbegründete Abneigung gegen bestimmte Personen.
Veranlagung zum Stehlen und Lügen.
Durch übermäßige Geistesarbeit geschwächte Intelligenz mit Furcht, den Verstand zu verlieren.
Neidische, gehässige, rachsüchtige, nur mäßig ausschweifende Menschen.
Paßt auch für Spieler.
Bald geizig, bald verschwenderisch, auch aus Prahlsucht.
Wollen und können kein Glas Wein abschlagen.

Hepar sulfuris:

Lieblos, immer unzufrieden, aufbrausend, jähzornig bis zum Totschlag.
Lassen sich zu Verbrechen hinreißen.
Brauchen Wein, um geistig arbeiten zu können.

Arsenicum:

Boshaft, rachsüchtig, unerbittlich, auch eifersüchtig.
Kriminelle Veranlagung.
Neigung zum Selbstmord durch Erdolchen, Vergiften und Erhängen.
Menschen, die immer Durst haben und jedes Getränk, sogar Wasser, trinken müssen.
Neigung zum Erbrechen, besonders aber zum Durchfall.
Starke Neigung, andere zu verfolgen.

Mercurius vivus:

Immer unzufrieden, mit allem, mit allen und mit sich selbst.
Veranlagung zu Zahncaries, Zahnfleischschwellungen, Spei-
chelfluß, Neuralgien, Diarrhoe, ruhrartigen Durchfällen, Ver-
wurmung.
Große Spielleidenschaft.
Bald verschwenderisch, bald geizig.
Menschen, die von der Hand in den Mund leben.
Sehr schwierige Charaktere.
Schwache Intelligenz.
Ihre Krankheiten sind leichter zu lindern als zu heilen.

Petroleum:

Säufer ohne Energie und Willen, die kein Glas Wein zurück-
weisen können.
Erbrechen nach dem geringsten Übermaß an Getränken.
Sprechen viel, wenn sie betrunken sind.

Opium:

Trinken vor allem Branntwein.
Betrinken sich nach Kränkungen.
Weinen leicht.
Während der Trunkenheit sehr heiter oder stumpfsinnig oder
schläfrig, ist das erstere der Fall, so paßt das Mittel bei Wein-
trinkern, in den beiden andern Fällen bei denjenigen, die sich
mit Obstwein, Bier, Korn- oder Kartoffelschnaps betrinken.

Staphysagria:

Paßt für Trinker, die den Geschlechtstrieb mißbraucht haben.
In ihrem entnervten Zustand glauben sie, ihrem armen Körper
durch Spirituosen wieder neuen Auftrieb zu geben. Sie ziehen
süße Liköre dem Branntwein vor.
Traurig vor, während und nach der Trunkenheit.

Hypochondrie.
Verfolgungswahn.
Junggesellen, besonders aber ausschweifende Ehemänner.
Onanie.
Eifersucht.
Raucher.

Conium maculatum:

Menschen, die trinken, um ihre Gesundheit wiederherzustel-
len; sie sind von Lebensüberdruß verzehrt, kalt und wie zu
Eis erstarrt.
Können Enthaltsamkeit nicht ertragen.
Große Gleichgültigkeit.
Ihre Intelligenz ist noch nicht voll entwickelt.
Erwachsene, die nicht mehr Vernunft als ein Kind haben.
Lähmige Schwäche im Kreuz, besonders aber in den Beinen.
Veranlagung zur Lähmung der unteren Körperhälfte.

Pulsatilla:

Menschen, die glauben, durch Trinken ihren Magen stärken zu
müssen. Ihre Verdauung ist in der Tat sehr geschwächt.
Traurig während der Trunkenheit.
Verlangen nach Obstwein.
Bleichsüchtige Frauen und Mädchen, die trinken, um ihre Hin-
fälligkeit zu bessern.
Eifersucht, mehr noch Neid, selbst Haß.
Verschwenderisch aus Prahlerei.
Furchtsam, sogar feige.

Magnesia carbonica:

Paßt für Trinker, die süße Liköre bevorzugen und auch sonst
eine Vorliebe für Leckereien und Süßigkeiten haben.
Zänkisch, traurig, schweigsam oder schwatzhaft.
Blasses oder brennend rotes Gesicht.

Nachts schlaflos, tags schläfrig.
Sprechen während der Trunkenheit ununterbrochen.

Dies sind die vierzehn Hauptmittel. Wird von ihnen eine Gabe alle 2, 3, 4, 6, 7 Wochen in hoher Potenz (200. und höher) gegeben, können sie die Trunksucht zum Teil oder völlig beheben. Sie können außerdem in der Trunkenheit das Auftreten der Symptome verhindern, die bei den einzelnen Mitteln angeführt sind.

Bestimmte Mittel sind bei verschiedenen Symptomen der Trunkenheit indiziert. Sie genügen im allgemeinen, um die unangenehmen und gefährlichen Symptome zu beheben. Zu diesem Zweck müssen sie in der 3., 6., 12. oder 30. Dilution gegeben werden. 6 — 8 Körnchen werden in einem halben Glas frischen Wassers aufgelöst, davon wird alle 5, 10, 15 bis 20 Minuten ein Kaffeelöffel gegeben. Ein Beispiel soll zeigen, wie schnell manchmal die heilende Wirkung des richtig indizierten Mittels eintritt.

Bei einem Landaufenthalt wurde ich zu einem großen, kräftigen Mann von 20 Jahren gerufen, den man mit Wein und Schnaps betrunken gemacht hatte. Arme und Beine wurden von heftigen Krämpfen geschüttelt, so daß vier starke Männer ihn kaum ruhig auf seinem Bett halten konnten. Ich löste 6 — 7 Körnchen *Nux vomica 30* in einem halben Glas Wasser und gab davon alle fünf Minuten einen Kaffeelöffel. Nach der dritten Gabe ließen die Krämpfe der Gliedmaßen nach, der junge Mann wurde ruhig und fiel in Schlaf, wie es in solchen Fällen meist geschieht.

Für die verschiedenen Symptome, die bei der Trunkenheit auftreten, sind folgende Mittel indiziert:

Konvulsivische Form der Trunkenheit mit heftigen Kontusionen an Gliedmaßen, Rumpf und Kopf: *Nux vomica, Belladonna.*
Eifersucht: *Nux vomica, Lachesis, Pulsatilla, Staphysagria* und vor allem *Hyoscyamus niger.*

Wird tätlich: *Nux vomica, Hepar, Veratrum album, Hyoscyamus.*

Zerstörungswut: *Veratrum, Belladonna.*

Drang zum Totschlag: *Belladonna, Hepar, Hyoscyamus.*

Neigung zum Selbstmord: *Arsenicum* (Vergiften, Erstechen, Erhängen, Sich-Überfahren-lassen), *Nux vomica* (Erstechen, Erschießen, Ertränken), *Belladonna* (Vergiften, Erhängen, Sich-Hinabstürzen).

Sehr fröhlich: *Opium, Coffea.*

Spielt Komödie: *Stramonium, Belladonna.*

Intelligent: *Sulfur, Calcarea carbonica.*

Stumpfsinnig: *Opium, Stramonium.*

Schläft ein: *Opium, Belladonna.*

Kann nicht einschlafen: *Nux vomica, Coffea.*

Redet ununterbrochen: *Lachesis, Causticum, Hepar, Petroleum, Magnesia carbonica.*

Schreit: *Stramonium, Hyoscyamus, Ignatia, Causticum.*

Wird beleidigend: *Nux vomica, Hepar, Petroleum.*

Mürrisch vor, während und nach der Trunkenheit: *Hydrastis canadensis, Nux vomica, Causticum, Lachesis.*

Will sich nackt ausziehen: *Hyoscyamus.*

Übermäßig geschlechtlich erregt: *Nux vomica, China, Phosphorus, Cantharis* und besonders *Causticum.*

Sagt und tut, was er vor der Trunkenheit nicht sagen und tun wollte: *Lachesis, Belladonna, Sulfur.*

Ich habe Säufer zu behandeln, die sich durch immer wiederholtes Trinken 3 — 8 Tage lang in einem Dauerrausch befinden und dadurch sich und ihre Umgebung gefährden. In solchen Fällen lasse ich durch Angehörige 3 — 4 Körnchen *Belladonna 12*, vor allem aber *Nux vomica 12* in einem halben Glas Wasser lösen und alle 5, 10, 15, 30 Minuten davon einen Kaffeelöffel voll geben. Je nachdem ob die Wirkung schnell oder langsamer eintreten soll, lasse ich das Mittel allein oder mit Kaffee, Wein oder Kräutertee gemischt nehmen.

Wenn keine homöopathischen Mittel zu haben sind, kann man auch einen Tropfen eines vorrätigen alkoholischen

Extraktes oder der Urtinktur in einem halben Glas Wasser
auflösen und in der gleichen Weise nehmen lassen. Die Trunkenheit wird schnell verschwinden.

Familien und Wirte sollten diese Mittel vorrätig halten
und bei Bedarf anwenden.

Es gibt zwei Arten von Trunksucht, die für die Behandlung wesentliche Unterschiede zeigen:
1. Die erworbene Trunksucht, die durch die jeweils genau indizierten Mittel sehr leicht heilbar ist.
2. Die erbliche Trunksucht, die dadurch entsteht, daß die
   Zeugung im Rausch stattfand oder die Eltern der Trunksucht verfallen waren.

Um sie zu heilen oder besser ihrer Entwicklung vorzubeu-
gen, muß man schon vor ihrem Manifestwerden in der Jugend
oder Kindheit eine Behandlung von zwei bis drei Jahren
Dauer durchführen, indem man die folgenden dreizehn Mittel
nacheinander in der angegebenen Reihenfolge verordnet:

1. *Sulfur*, 2. *Nux vomica*, 3. *Arsenicum*, 4. *Mercurius
vivus*, 5. *Opium*, 6. *Lachesis*, 7. *Pulsatilla*, 8. *Petroleum*,
9. *Conium*, 10. *Causticum*, 11. *Magnesia carbonica*, 12. *Staphysagria*, 13. *Calcarea carbonica*.

Jedes dieser 13 Mittel wird in einer Gabe in der 200. verordnet, wenn die Behandlung nicht vor dem 13. — 14. Lebensjahr begonnen wird. Man lasse die Mittel 1 bis 7 und 12 je
40 Tage, 8 bis 11 und 13 je 60 Tage wirken.

Beginnt die Behandlung der Kinder von Säufern in jünge-
rem Alter und sind sie sehr empfindlich gegen Arzneiwirkun-
gen, verordnet man die Mittel in der 30. Da die Wirkungsdauer dieser Potenz kürzer ist, läßt man sie nur die Hälfte der
Zeit wirken, *Sulfur* z. B. 20 Tage, *Petroleum* 30 Tage.

Wird die Behandlung durch einen homöopathischen Arzt
durchgeführt, so braucht dieser sich nicht an die angegebene
Reihenfolge zu halten. Er wird von diesen dreizehn Mitteln,
oder auch *Hepar* und anderen, jeweils das bestindizierte wählen, wie es die oft sehr zahlreichen und wechselnden körper-

lichen und seelischen Symptome der Kinder von Säufern erforderlich machen.

Dadurch kann der Arzt seinen Patienten auch von anderen
Süchten und Charakterfehlern befreien und der Entwicklung
der erblichen Trunksucht eher und leichter vorbeugen. Die
vorbeugende Behandlung wird bei den Jugendlichen in körperlicher und seelischer Hinsicht überhaupt bessernd wirken und
sich in seelischer und geistiger Hinsicht als kulturell wirksame
Kraft erweisen. Manchmal werden sich dadurch Kinder von
Trinkern seelisch und geistig früher und besser entwickeln als
andere Kinder, was allmählich auch deren Eltern veranlassen
wird, ihren Kindern die Vorteile einer solchen psychischen
Behandlung angedeihen zu lassen.

Mancher mag glauben, mit Hilfe der gegebenen Differential-Indikationen in kurzer Zeit viele Trunksüchtige heilen zu
können. Er wird sich täuschen. Die Mittelwahl ist oft sehr
schwierig, sei es, weil die Angaben über den Trunksüchtigen
nicht genau genug sind, sei es, weil wir die Symptomatik unserer Arzneimittel noch nicht genügend kennen.

Oft werde ich gefragt, in welcher Zeit ich einen bestimmten
Trunksüchtigen heilen könne. Ich antworte stets, daß ich darüber keinerlei Angaben machen könne. Kein Trinker gleicht
dem anderen in Gestalt, Veranlagung, Charakter und Arznei-
empfindlichkeit. Weil jeder nach seiner persönlichen Eigenart
lebt, denkt und handelt, muß auch jeder nach seiner persönlichen Eigenart behandelt werden. Gerade bei der psychischen
Behandlung muß sich der Arzt nach den beiden treffenden
Aussprüchen HUFELANDs richten:

> „Eine gute Behandlung kann der Arzt nicht absehen
> oder nachahmen, er muß sie jedesmal wieder von neuem
> erfinden",

denn

> „Große Fähigkeit zeigt sich erst darin, daß man die
> Krankheiten möglichst generalisiert, die Kranken aber
> möglichst individualisiert."

4 Gallavardin

Ebenso lehrt HAHNEMANN, daß man jedem Kranken das
Mittel verordnen soll, das beim Gesunden die Gesamtheit der
körperlichen und seelischen Symptome hervorgebracht hat, die
er aufweist. Die Differential-Indikationen der Mittel gegen
die Trunksucht gestatten es, die Regel des Individualisierens
allen allgemeinen Behandlungsvorschriften der Wissenschaft
voran zu stellen. Mit einem Wort gesagt, es muß für den Arzt
die Kunst über der Wissenschaft stehen. Aus all dem geht hervor, wie schwierig die Behandlung der Trunksucht und aller
anderen Süchte ist.

Man beobachtet bei den Wirkungen der Arzneien auf Säufer zahlreiche individuelle Verschiedenheiten, manchmal sogar
gegensätzlicher Art. Unter dem Einfluß von *Nux vomica 200*
z. B. kann ein Trinker, den sonst schon ein Glas Wein betrunken machte, mehrere Glas Wein trinken, ohne betrunken zu
werden; ein anderer, der erst durch zwei Flaschen Wein berauscht wurde, wird es schon durch ein Glas des gleichen Weins,
den er jetzt nicht mehr vertragen kann. Bei dem einen Trinker,
der die Arznei ohne sein Wissen bekommen hat, vergeht der
Durst, der ihn zum Weintrinken verleitete, bei einem andern
entsteht ein solcher Widerwille gegen dieses Getränk, daß er
nur noch klares Wasser oder Zuckerwasser trinken mag. Ein
dritter wird keine Änderung seines Charakters zeigen, wenn
seine Trunksucht aufhört, während ein vierter auch seine Eifersucht, seine Reizbarkeit und seinen Jähzorn verliert und seiner
Frau und seinen Kindern gegenüber liebenswürdiger und ge-
fälliger wird. All das zeigt die zahlreichen individuell verschiedenen Charakteränderungen, die sich täglich ereignen, sei
es weil die Trunksucht als solche aufhört, sei es als Wirkung
der verordneten Arzneimittel.

Ich kann hier nicht alle meine täglich zahlreicher werden-
den Beobachtungen wiedergeben, die ich bei der Behandlung
trunksüchtiger Männer und Frauen aller Gesellschaftsklassen
gemacht habe. Um dem Leser die Leistungsfähigkeit dieser
Behandlungsmethode zu zeigen, will ich nur einige Fälle dar-
stellen, bei denen die Trunksucht schnell oder schrittweise durch

ein, zwei oder mehrere Arzneien geheilt wurde, einige andere
Fälle, bei denen sie gebessert oder zeitweise behoben war, bei
denen aber ein Rückfall eintrat, der durch eine zweite Behandlung geheilt oder auch nicht geheilt wurde, wenn die Behandlung nicht wieder aufgenommen wurde.

I.

Eine 28jährige Dame betrank sich seit sechs Jahren mit
Branntwein dermaßen, daß ihr Mann die Trennung von Tisch
und Bett beantragen wollte. Dieses Laster war während der
ersten Schwangerschaft entstanden und seitdem geblieben. Ich
gab 6 — 7 Körnchen *Nux vomica 200.* (Die Körnchen sollten
während einer Viertelstunde sich in einem drittel Glas Wasser
lösen, dann mußte diese Mischung 8 — 10 Minuten mit einem
kleinen Löffel geschlagen, in eine Suppe gegossen und gut ver-
rührt werden. Diese Suppe sollte die ganze Mahlzeit aus-
machen und kein anderes Nahrungsmittel oder Getränk unmittelbar vor- oder nachher gegeben werden. Man könnte das
aufgelöste Mittel auch in eine Tasse Milch, Kakao, Schokolade,
Kaffee, Tee schütten, in irgendeinen Aufguß, in ein Glas klares
oder Zuckerwasser, sogar in ein Glas Wein oder ein Gläschen
Branntwein.) Dieses eine Mittel, das die Dame ohne ihr Wissen erhielt, heilte sie vollständig von ihrer Trunksucht. (Viele
Leser werden sich vielleicht darüber wundern, daß ein Arzneimittel in der 200. oder 10 000. wirken kann, wenn es in einer
Speise oder einem Getränk gegeben wird. Versuche werden
ihnen zeigen, daß diese Beobachtung zu recht besteht, ja sogar
daß potenzierte Arzneien, die chemisch nicht mehr nachweisbar
sind, unverändert bleiben und ihre heilende Wirkung ent-
falten, wenn sie während oder am Schluß einer reichlichen
Mahlzeit gegeben werden. Ich habe das bei Patienten beobachtet, die durch ein Mißverstehen ihre Arznei in dieser Weise
bekommen hatten, einer z. B. in einer Tasse Kaffee am Ende
der Mahlzeit. Es handelte sich um einen 29jährigen ehemali-
gen Soldaten, bei dem *Staphysagria 10000,* zweimal ohne sein

Wissen mit einem Abstand von acht Monaten gegeben, beidemal die gleiche unleugbare Wirkung hervorbrachte. Ich vermeide es aber möglichst, die Mittel in dieser Form zu geben.)

II.

Eine Frau kam in meine Poliklinik und sagte: „Weil mein Mann mich verlassen hat, muß ich durch eigene Arbeit meine beiden Kinder erhalten. Unglücklicherweise leide ich an einer Sucht, die mich an der Erfüllung meiner Pflichten hindern könnte. Als Inhaberin einer Trinkstube muß ich, auch gegen meinen Willen, übermäßig Wein und Liköre trinken. Haben Sie nicht ein Mittel, das mir Widerwillen dagegen einflößen könnte?" Ich gab ihr 6 oder 7 Körnchen *Nux vomica 200* auf die Zunge. Drei Wochen danach kam sie wieder und sagte: „Ich habe kein Verlangen mehr nach alkoholischen Getränken." Zwei oder drei Monate später kam sie noch einmal und sagte, sie bekäme wieder Geschmack am Trinken. Um diesen leichten Rückfall zu beheben, gab ich ihr noch eine Gabe *Nux vomica 200*.

III.

Ein 39jähriger Ehemann war seit 10 Jahren trunksüchtig, ausschweifend in seinem Lebenswandel, sehr jähzornig, streitsüchtig und keifte gerne.

Am 23. 2. 1886 erhält er ohne sein Wissen eine Gabe *Lachesis 200*.

Am 16. 3.: leichte Besserung aller seiner Fehler.

Am 6. 4. ist er weniger bösartig und jähzornig, trinkt aber noch immer. Eine Gabe *Lachesis 200*.

Am 4. 5.: wesentliche Besserung seiner Charaktereigenschaften, er trinkt aber noch mäßig.

Am 2. 6. hat er sich seit 14 Tagen nicht mehr betrunken und kommt abends früher nach Hause.

Am 15. 2. 1887: charakterlich sehr gut, trinkt aber noch ein wenig. Eine Gabe *Lachesis 200*.

Am 15. 3.: er betrinkt sich nicht mehr, ist auch nicht mehr
ausschweifend.

Am 12. 4.: Die Besserung hält an.

Am 24. 5.: ebenso.

Obwohl seine Frau und seine Kinder ihn verlassen haben
und er nicht einmal weiß, wo sie sind, ist er nicht wieder trunksüchtig und ausschweifend geworden. Zwei Laster wurden
durch ein einziges Mittel geheilt, das dreimal in verschiedenem
Zeitabstand genommen wurde.

IV.

Ich weiß nicht mehr, ob ich einem Trunksüchtigen aus einem
größeren Marktflecken *Nux vomica 200* oder *Lachesis 200* verordnete. Ein Jahr danach erfuhr ich, daß die Heilung so vollkommen war, daß er nur Zuckerwasser trank und gegen Wein
eine so große Abneigung hatte, daß er kein Wirtshaus mehr
betrat, um nicht sehen zu müssen, wie andere tranken.

V.

Eine Weinbäuerin bekam während einer Schwangerschaft
Abneigung gegen alle Nahrungsmittel außer Käse, von dem
sie sich fast ausschließlich ernährte. Weil diese Ernährung un-
zureichend war, trank sie Wein oder aß in Wein getauchtes
Brot, um sich bei Kräften zu halten. Obgleich sie Wein nicht
liebte, gewöhnte sie sich daran, immer mehr zu trinken, so daß
sie sich seit 18 Monaten täglich betrank. Wenn sie berauscht
war, legte sie sich hin und verbrachte so den halben Tag im
Bett. Weil sie sich heimlich betrank, ließ ich ihr am 11. 5. 1882
ohne ihr Wissen eine Gabe *Sulfur 5000* geben. Dies Mittel
heilte sie vollkommen von ihrer Trunksucht. Als einige Wochen später ihre ganze Ernte vernichtet wurde, bereitete ihr
das solchen Kummer, daß sie rückfällig wurde. Um den Kummer und seine Folgen zu beseitigen, ließ ich ihr wieder ohne
ihr Wissen eine einzige Gabe *Nux vomica 10000* geben, die
die endgültige Heilung bewirkte.

VI.

Ein 41 jähriger Ehemann, der an einer Hautflechte litt, war arbeitsam und hatte ein mildes Wesen, sogar während des Rausches. Er litt an ererbter Trunksucht und betrank sich seit seinem 13. Lebensjahr.

Am 23. 2. 1886 nimmt er *Nux vomica 200* ohne Erfolg.

Am 16. 3. klagt er über Muskelschmerzen in der Wade und in den Lenden. *Sulfur 300.*

Am 13. 4. sind die Muskelschmerzen abgeklungen, aber die Trunksucht besteht fort. *Nux vomica 200.*

Am 4. 5. trinkt er immer noch, verträgt den Wein aber weniger gut. *Causticum 200.*

Am 2. 6.: Hat sich seit dem 4. 5. nicht mehr betrunken. Sehr schwacher Charakter. *Petroleum 200.*

Am 16. 7.: Der Charakter bleibt immer noch schwach. *Conium 600.*

Am 31. 8.: Durch das letzte Mittel ist seine Vernunft so weit erwacht, daß er die Gelegenheit zum Trinken meidet. Willensschwäche. *Calcarea carbonica 300.*

Am 21. 9.: Bei Gelegenheit trinkt er wieder mehr. Trotzdem ist er kräftiger geworden, aber immer noch charakterschwach. Gegen eine interkurrente Diarrhoe erhält er *Arsenicum album* in der ersten Dilution, täglich 3- bis 4mal, für einige Tage.

Am 2. 11. ist die Diarrhoe geheilt. Seit fünf Wochen hat er sich nicht mehr völlig betrunken, liebt aber den Wein immer noch.

Am 30. 11. hält die Besserung an. *Arsenicum album 300.*

Am 28. 12.: Hat sich seit vier Wochen nicht mehr betrunken.

Am 18. 1. 1887: Die Heilung hält an.

Am 24. 5.: Liebt den Wein immer noch, betrinkt sich aber nicht mehr.

Am 21. 6. erhält er *Arsenicum 2000*, um die Heilung zu festigen.

Am 19. 7.: Hat sich seit dem 1. Januar nicht mehr betrunken.

Am 18. 10.: Betrinkt sich überhaupt nicht mehr, trinkt aber noch gerne Wein. In der Absicht, ihm den Wein zu verleiden, gebe ich eine Gabe *Hepar 200*.

In diesem Fall haben *Arsenicum 300* und *2000* eine erbliche Trunksucht geheilt, deren Behandlung meist sehr schwierig ist. Seit einem Jahr hat der Patient sich nicht mehr betrunken.

VII.

Ein 68 jähriger Ehemann ist der Enkel eines Säufers und der Sohn einer bösartigen Mutter. Seit 34 Jahren betrinkt er sich hauptsächlich mit Absinth. Er ist charakterschwach und neigt zu Zornausbrüchen. Wenn er betrunken ist, redet er in beleidigenden Ausdrücken sechs Stunden lang ununterbrochen. Durch die arzneiliche Behandlung hat sich die Dauer dieser unangenehmen Geschwätzigkeit Schritt für Schritt auf 5, 4, 3, 2, 1 und schließlich eine halbe Stunde verkürzt, ebenso verminderte sich ihre unverschämte Art. An der Zeitverkürzung war seine Frau besonders interessiert, weil sie während der ganzen Dauer seiner Trunkenheit bei ihm bleiben mußte, um Beleidigungen der anwesenden Leute zu verhindern. Sie kam alle drei bis vier Wochen über 20 Monate lang mit einer seltenen Ausdauer in meine Sprechstunde. Dadurch war es mir möglich, diese chronische Trunksucht zu heilen oder doch wenigstens nach und nach weitgehend zu bessern, obwohl sie schon 34 Jahre bestand. In längeren Abständen treten noch Rückfälle auf, die aber wesentlich schwächer sind als früher jemals. Die Behandlung verlief folgendermaßen:

Am 30. 3. 1886 erhält er ohne sein Wissen eine Gabe *Lachesis 200*.

Am 16. 4.: Kein Erfolg. *Causticum 200*.

Am 11. 5.: Kein Erfolg. *Nux vomica 200*.

Am 2. 6.: Kein Erfolg. *Petroleum 200*.

Am 23. 6.: Während der Trunkenheit faselt, spricht und schreit er weniger, ist auch weniger beleidigend. Hat mehr

Willen. Schwätzt nur noch 2 — 3 Stunden während des Rausches. *Petroleum 3000.*

13. 7.: Trinkt noch ebensoviel. Schreien und Beleidigen weniger. *Petroleum 10000.*

Am 24. 8.: Hat sich seit dem 1. 8. nicht mehr betrunken. Ist vernünftiger.

Am 5. 10.: Es geht ihm besser, er spricht weniger und beleidigt seine Tochter weniger.

Am 3. 11.: Weitere Besserung.

Am 23. 11. erhält er gegen eine drohende Sprachlähmung eine Gabe *Phosphor 200.*

Am 14. 12.: Weitere Besserung.

Am 11. 1. 1887: Hat sich mehrfach betrunken, schwätzt aber weniger.

Am 8. 2.: Hat sich mäßig stark betrunken, ist zu Tränen gerührt. *Causticum 200.*

Am 1. 3.: Ruhiger, aber mißtrauisch und bösartig. Vielleicht liegt eine leichte Arzneimittelverschlimmerung vor.

Am 29. 3.: Immer noch bösartig, schwatzhaft, frech, möchte sein Messer gegen sich, die Seinen und seine Nachbarn richten. *Hepar 200.*

Am 19. 4.: Besserung in jeder Hinsicht. Schwätzt während der Trunkenheit nur noch eine Stunde.

Am 17. 5.: Weitere Besserung.

Am 15. 6.: Besserung hält an, er hat sich aber an fünf Tagen betrunken. Da der Wein keine Muskelerregungen mehr hervorruft, hält man ihn zu Unrecht für geschwächt.

Am 5. 7.: Die Besserung hält an.

Am 2. 8.: Ebenso.

Am 23. 8.: Die Besserung schreitet fort. Er räsoniert weniger und spricht während der Trunkenheit nur noch eine halbe Stunde lang.

Am 20. 9.: Die Besserung hält an.

Am 18. 10.: Leichter Rückfall. *Hepar 200.*

Am 2. 11.: Rückfall.

Am 6. 12.: Besser.

Am 9. 1. 1888: Gleichbleibender Zustand. *Hepar 3000.*
Seitdem sind ab und zu Rückfälle aufgetreten, die vor allem durch *Petroleum 10000* behoben wurden.

VIII.

Ein 60jähriger Ehemann, der Sohn eines Säufers, wird seit vielen Jahren zunehmend trunksüchtig. Während er im allgemeinen von sanftem Charakter ist, schreit und tobt er während der Trunkenheit und wird ausschweifend.
Am 9. 1. 1886 erhält er ohne sein Wissen eine Gabe *Lachesis 200.*
Am 2. 3.: Kein Erfolg. *Nux vomica 200.*
Am 23. 3.: Leichte Besserung nach einer vorhergehenden leichten Verschlechterung. *Nux vomica 600.*
Am 13. 4.: Keine nennenswerte Besserung, wenn er auch während der Trunkenheit weniger bösartig ist und weniger schreit. *Sulfur 5000.*
Am 4. 5. ist er sanfter und ruhiger, er betrinkt sich seit drei Wochen nicht mehr, verträgt Wein schlechter, schläft länger.
Am 25. 5.: Seit sechs Wochen weniger entnervt.
Am 2. 6.: Seit dem 25. 5. hat er sich zweimal betrunken. *Sulfur 2000.*
Am 29. 6.: Betrinkt sich wieder wie früher. *Petroleum 200.*
Am 7. 9.: Unverändert. *Crotalus 200.*
Am 28. 9.: Kein Erfolg. *Causticum 200.*
Am 9. 11.: Kein Erfolg. *Calcarea carbonica 300.*
Die Frau dieses Trunksüchtigen verzweifelt am Erfolg und verzichtet auf eine weitere Behandlung, aber mit Unrecht. Hätte sie wie die Frauen der vorher erwähnten Patienten ausgeharrt, so hätte ich wahrscheinlich nach und nach die erbliche Trunksucht ihres Mannes heilen können.

IX.

Der Vater eines 35jährigen Ehemannes war arbeitsscheu und 35 Jahre lang trunksüchtig. Er selbst trinkt seit seinem

16. Lebensjahr. Er ist tückisch, hochmütig, lügt und stiehlt seiner Frau das Geld, um es zu vertrinken. Wenn er betrunken ist, schlägt er seine Frau.

Am 13. 4. 1886 erhält er *Nux vomica 200.*

Am 4. 5.: Kein Erfolg. *Nux vomica 10000.*

Am 25. 5.: Ist etwas weniger bösartig, trinkt aber wie früher. *Lachesis 200.*

Am 8. 6.: Weiter weniger bösartig, trinkt aber noch mehr.

Am 16. 7.: Will nicht arbeiten. *Sulfur 5000.*

Am 27. 7.: *Lachesis 30,* zweimal in 20 Tagen.

Am 24. 8.: Er ist bösartig, egoistisch, roh und will nicht arbeiten. *Calcarea carbonica 300.*

Am 21. 9.: Keine Änderung.

Am 22. 3. 1887: Sein Charakter ist besser geworden. Er trinkt zwar weiter, stiehlt seiner Frau aber kein Geld mehr, ein Beweis dafür, daß der Drang zum Trinken geringer geworden ist.

Die Mutter dieses Trinkers hat dann sehr zu Unrecht die weitere Behandlung abgelehnt.

Manchmal erzielt man sehr schnelle und ermutigende Heilungen, wie in den nächsten drei Fällen.

X.

Ein Mann trank täglich bis zu 30 Glas Absinth. Nach einer Gabe *Causticum 200,* die er ohne sein Wissen erhielt, bekam er einen solchen Widerwillen gegen Absinth und sogar gegen Wein, daß er nicht nur nicht mehr trank, sondern nicht einmal dabeibleiben konnte, wenn andere tranken.

XI. und XII.

Einem Schwiegervater und seinem Schwiegersohn, die beide starke Absinthtrinker waren, gab man ohne ihr Wissen dem einen *Lachesis 200,* dem andern *Nux vomica 200.* Bei beiden entstand ein solcher Widerwille gegen dieses Getränk, daß die Frauen der beiden, sich verständnisvoll zulächelnd, folgendes Zwiegespräch belauschen konnten: „Findest du nicht auch, daß der Absinth nicht mehr gut ist? — Tatsächlich. Als ich jetzt an der Theke ein Glas trank, war er wirklich schlecht. — Ich habe in einem Café einen getrunken, der nichts taugte. Man sollte keinen Absinth mehr trinken, man stellt doch keinen guten mehr her. — Ich bin ganz deiner Meinung, auch ich werde keinen Absinth mehr trinken."

Einige, glücklicherweise nur wenige, Trinker habe ich monatelang fast erfolglos behandelt. Endlich entdeckte ich, daß bei ihnen die Trunksucht erblich war oder aber ein Symptom einer gutartigen Form von Geisteskrankheit darstellte, die sich nur in diesem einen Symptom manifestierte. In beiden Fällen, besonders in dem zweiten, ist die Trunksucht schwer heilbar. Von den erblich Trunksüchtigen kann man eine gewisse Zahl heilen, wenn die Patienten die Behandlung mit derselben Ausdauer durchführen, wie der Arzt.

Eine dritte Form liegt vor, wenn die Trunksucht, sei sie vererbt oder nicht, schon seit 20 bis 40 Jahren besteht und für den Organismus eine so eingewurzelte Gewohnheit geworden ist, daß sie ihm zur zweiten Natur wurde. Zur Heilung dieser Art Trunksucht ist manchmal eine dauernde oder wenigstens mehrfach wiederholte Behandlung erforderlich.

Eine vierte Form der Trunksucht, erblich oder nicht, entsteht nicht durch Freude am Trinken oder lange Gewöhnung, sondern durch Leichtsinn und Willensschwäche. Es ist manchmal schwierig, auf solche Menschen einzuwirken, die ohne geistigen und charakterlichen Halt auf dem Ozean des Lebens umherschwimmen, hin und her gerissen durch die Wogen ihrer wechselnden Launen oder den Willen ihrer Bekannten. Man muß ihnen Arzneimittel verschreiben, die gleichzeitig durch ihre zeitweise auftretende Dispomanie und darüber hin-

---

¹) s. S. 60 Flattergeist: *Veratrum, China, Ipecacuanha, Natrium carbonicum.* Leichtsinn, unüberlegt: *Arnica, Pulsatilla, Sulfur, Agaricus, Lachesis.*

aus durch ihren Flattergeist [1]) und durch ihre Willensschwäche [2])
indiziert sind. Diese Menschen sind oft schwieriger zu heilen,
als zehnmal Süchtigere, die noch Halt im Geist und Charakter
haben.

Ich könnte noch manche andere Beobachtung mitteilen,
jede anders, wie ja auch die Trunksüchtigen verschieden sind
im Aussehen, in der Veranlagung und in den zugleich vor-
handenen körperlichen und seelischen Symptomen. Alle Beobachtungen würden ergeben, daß die nicht ererbte Trunksucht in der Hälfte der Fälle geheilt werden kann, wenn die
Behandlung mit Ausdauer durchgeführt und sofort wieder
aufgenommen wird, wenn ein Rückfall eintritt.

Man soll im allgemeinen das Mittel, das nach der Gesamtheit der körperlichen und seelischen Symptome des Trinkers
am besten indiziert ist, in der 200. Dilution geben. Sie bewirkt manchmal eine leichte Verschlimmerung, die einige Tage
anhält. Auf die prognostisch günstige Verschlimmerung folgt
meist eine teilweise oder völlige Heilung. Die Verschlimmerung darf aber nicht zu stark sein oder mehrere Wochen anhalten, wie ich es z. B. nach einer einzigen Gabe *Sulfur 5000*
bei einigen Trinkern beobachtet habe. Denn der Patient kann
dann nicht immer richtig reagieren und die Verschlimmerung
verzögert oder hindert die Heilung. Wenn eine Verschlimmerung auftritt, muß man die Arznei drei bis zwölf Wochen
wirken lassen, wonach eine teilweise oder völlige Heilung
eintritt.

Es ist ratsam, zuerst die 200. zu verordnen, dann schrittweise die höheren Dilutionen, die 600., 1000., 2000., 4000.,
6000., 10000. und 16000.

Um jede Erstverschlimmerung zu vermeiden, soll man nur
eine Einzeldosis verordnen. Ließe man z. B. diese Einzeldosis

---

[2]) Willensschwäche: *Calcarea carbonica, Sulfur, Mercurius solubilis, Ammonium carb. et muriat., Baryta carb., Lycopodium, Petroleum, Natrium
muriaticum, Silicea.*

in einem Glas Wasser auflösen und davon mehrere Tage
nacheinander 1- bis 2mal täglich einen Löffel voll nehmen,
wäre die Gefahr groß, daß eine Verschlimmerung der be-
stehenden Symptome einträte, die Tage, Wochen und Monate
anhalten könnte. Damit wäre der Eintritt der Heilung gehemmt und verzögert.

Bei der Verordnung verschiedener Arzneien oder Dilutionen muß man Pausen einschalten, deren Dauer ebenso verschieden ist, wie die erzielten Wirkungen und die behandelten
Patienten. Die Patienten müssen aber trotzdem den Arzt
regelmäßig alle drei Wochen aufsuchen, weil er nur dann die
Behandlung überwachen und wirksam durchführen kann.

Die Behandlung wird aber erfolglos bleiben, wenn der
Arzt nicht in seiner täglichen Praxis die Wirksamkeit der verordneten Hochpotenzen kritisch beobachtet und bestätigt gefunden hat. Man soll nur solche Hochpotenzen gebrauchen,
die aus einer homöopathischen Apotheke oder der Haus-
apotheke eines homöopathischen Arztes stammen, weil sie das
unerläßliche Werkzeug zur Heilung der Trunksucht sind, ohne
das es keine Heilungen gibt.

Zur wirksamen Behandlung der Trunksucht, wie zu jeder
psychischen Behandlung überhaupt, scheint es mir unbedingt
erforderlich zu sein, dem Kranken nie Vorwürfe zu machen
und wenn er sie hundertmal verdient hätte. Bei der Beratung
darf man nicht einmal eine Anspielung auf seine Laster oder
Fehler machen. Vorwürfe und Anspielungen verbittern das
Gemüt, während die Arzneien es entspannen, indem sie Vernunft, Pflichtgefühl und Willen zur Pflichterfüllung entwickeln. So habe ich z. B. bisher alle von mir behandelten
ausschweifenden Ehemänner außer dreien von ihrem Laster
geheilt. Zwei der Nichtgeheilten wurden von ihren Frauen
durch Vorwürfe und bissige Anspielungen gequält.

Die Behandlung der Trunksucht und anderer Laster ist
wirksamer, wenn sie ohne Wissen des Patienten durchgeführt

wird. Tatsächlich gefallen sich manche in ihren Lastern und wollen gar nicht davon geheilt werden. Von denen, die wissen, daß sie behandelt werden, will der eine Teil die Behandlung unterstützen, verfährt dabei aber ungeschickt, ein zweiter Teil arbeitet der Behandlung aus angeborener Oppositionsneigung entgegen, ein dritter Teil macht sich Sorgen wegen des Behandlungserfolges und verhindert dadurch unbewußt die Wirkung. Wird die Behandlung dagegen unwissentlich durchgeführt, so vollzieht sich unter dem Einfluß der Arzneimittel eine natürliche Entwicklung zum Guten hin, weil die mehr oder weniger unwiderstehlichen leidenschaftlichen Triebe gemildert werden und weil, wie ich schon sagte, Vernunft, Pflichtgefühl und der Wille, seine Pflichten zu erfüllen, zur Entfaltung gebracht werden.

Trunksüchtige Frauen kommen im allgemeinen selbst oder durch einen Mittelsmann zum Arzt, um sich von ihrer Leidenschaft heilen zu lassen. Man kann ihnen daher Ernährungsvorschriften geben, die den Durst und das Verlangen nach alkoholischen Getränken vermindern oder zum Verschwinden bringen können. So kann man z. B. in den amerikanischen Entziehungsanstalten für reiche Alkoholiker keine Heilung erzielen, ohne den Fleischgenuß völlig zu verbieten, weil er den Durst steigert.

Auch der Genuß von Rauch- und Kautabak vermehrt den Durst.

Es ist im allgemeinen auch nützlich, die Mahlzeiten regelmäßig und nicht zu reichlich nehmen zu lassen, etwa vier am Tage von ziemlich gleicher Menge. Auch das vermindert den Durst, kräftigt zu gleicher Zeit, und treibt nicht zum Alkoholgenuß, um den Durst zu löschen und sich zu stärken.

Weil man aber fast alle Trunksüchtigen ohne ihr Wissen behandeln muß, kann man sie auch nicht zum Verzicht auf Fleisch und Tabak bringen.

B.

Nach der homöopathischen Behandlung der Trunksucht glaube ich mit einer empirischen Behandlungsmethode bekannt machen zu müssen, die Dr. EZÉCHIEL DE LÉON (Mexiko) angewandt und 1883 in der „Bibliothèque homoeopathique", Band 15, Seite 26 veröffentlicht hat.

I.

Eine 41jährige Waschfrau fragte diesen Arzt um seinen Rat. Seit 12 Jahren war sie dem Trunk ergeben, und es zeigten sich bei ihr folgende schweren Erscheinungen: Epistaxis, Petechien, Blutungen aus Zahnfleisch und Darm, Krämpfe usw. Er verordnete ihr jeden Morgen nüchtern 50 cg *Brechweinstein* in 90 g Branntwein, den sie am liebsten trank. Nach wenigen Tagen bekam die Kranke einen solchen Abscheu gegen alkoholische Getränke, daß schon der bloße Anblick ihr Übelkeit verursachte. Nach einer Pause von vier Wochen wurde die Behandlung für einige Tage wiederholt. Danach war die Heilung vollständig und dauerhaft. Heute hat die Kranke einen solchen Abscheu vor Alkohol, daß sie den Geruch alkoholhaltiger Medikamente nicht ertragen kann. Sie ist arbeitsam geworden, beschäftigt sich eifrig im Haushalt und weist kein Zeichen ihres früheren schweren Zustandes mehr auf.

II. bis VIII.

Später unterzog Dr. DE LÉON sieben trunksüchtige Handwerker der gleichen Behandlung. Vier wurden geheilt, einer starb, weil die Alkoholvergiftung schon zu weit fortgeschritten war, bei den beiden letzten war die Heilung unvollständig, weil sie an ererbter Trunksucht litten.

Da die Behandlung mit *Brechweinstein* die erbliche Trunksucht nicht heilt, ist sie der homöopathischen unterlegen. Sollte diese nicht schnell genug wirken, könnte man *Brechweinstein* verordnen, aufgelöst in dem alkoholischen Getränk, das der Trunksüchtige bevorzugt. Um eine Vergiftung zu vermeiden, sollten die Dosen nur allmählich von 5 bis 25 cg gesteigert werden. Die Dosis, durch die Erbrechen und Durchfall hervorgerufen wird, sollte nicht überschritten werden. Bei Kindern darf die Dosis nur 1 bis 10 cg betragen.

Die Praxis in meiner Poliklinik brachte mich auf eine andere Anwendung des *Brechweinsteins*. Gibt man ihn morgens in einer Tasse Kaffee oder Suppe, so verursacht er eine langanhaltende Übelkeit, die dem Trunksüchtigen für den ganzen Tag die Lust zum Trinken nimmt. Daher soll man ihn am Samstag, dem wöchentlichen Zahltag, und am Sonntag, dem Ruhetag, verordnen, an den Tagen, die besonders den Trankopfern geweiht werden. *Brechweinstein* verursacht in einem warmen Getränk (Kaffee, Suppe, Kräutertee) größere Übelkeit als in einem kalten Getränk.

Ich habe *Brechweinstein* in dieser Form öfters mit Erfolg verordnet, wenn eine größere Zahl Arzneimittel sich im Verlauf von mehreren Monaten als unwirksam erwiesen hatten. So blieb z. B. ein 68jähriger Säufer, der seit 30 bis 40 Jahren jede Woche an 2 bis 5 Tagen betrunken war, drei Monate nüchtern bis auf eine einmalige leichte Ausnahme. *Brechweinstein*, der übrigens bei ihm auch homöopathisch indiziert war, verursachte in der Dosis von 2¹/₂ cg bei ihm eine Diarrhoe.

In Schweden isoliert man die Trunksüchtigen und versetzt ihre gesamte Nahrung mit dem Schwedischen Branntwein, bis sie jedes Essen verweigern. Von 139 Trinkern, die Dr. SCHREIBER 1848 so behandelte, wurden 128 geheilt, 4 wurden rückfällig, 7 gerieten durch die Behandlung in Lebensgefahr.

Diese beiden Behandlungsarten sind, wie man sieht, nicht ungefährlich und tragen außerdem nicht, wie die homöopathische, zur Heilung der anderen Laster und Fehler der

Trunksüchtigen bei. Das homöopathische Heilverfahren ist
daher im allgemeinen vorzuziehen.

Heute sind die Menschen von der fixen Idee besessen,
überall Suggestionswirkungen zu sehen. Man braucht sich daher nicht zu wundern, wenn die allopathischen Ärzte und ihre
Patienten die auf homöopathischem Wege erzielten Heilungen
als durch Suggestion bewirkt erklären wollen, ganz besonders
die durch homöopathische Mittel erzielten Heilungen der
Trunksucht und anderer Leidenschaften. Die Heilung wird
aber in der Tat durch die Arzneien, nicht durch Suggestion
erzielt. Zum Beweis führe ich an:

1. Durch die arzneilich-psychische Behandlung heile ich im
   allgemeinen Menschen von ihren Leidenschaften, die ohne
   ihr Wissen behandelt werden und die ich überhaupt nie
   gesehen habe.
2. Ich habe psychische Heilungen erzielt, die acht Jahre Bestand hatten, was man von Suggestionsheilungen noch nicht
   gehört hat.
3. Ausnahmsweise tritt vor der Heilung eine arzneilich bedingte Erstverschlimmerung auf, die ich meinen Patienten
   gerne ersparen möchte, obgleich sie als gutes Vorzeichen
   zu werten ist. So zeigte sich bei einem 60jährigen Mann,
   der in seiner 32jährigen Ehe immer eifersüchtiger geworden war, nach einer Gabe *Lachesis 200* eine heftige Verschlimmerung der Eifersucht, die nach fünf Wochen geheilt wurde. Die Heilung hielt bis zu seinem Tode nach
   acht bis neun Jahren an.
4. Wenn ich Trunksucht und andere Leidenschaften durch
   Suggestion heilen könnte, würde ich mir nicht so große
   Mühe machen, für jeden einzelnen Patienten das wirk-
   samste Mittel zu finden. Vor allem würde ich dann alle
   Kinder heilen können. Nun gelingt mir aber die Heilung
   von Charakterfehlern durch Arzneien gerade bei Kindern
   seltener als bei Erwachsenen. Der Grund liegt darin, daß
   Arzneien bei Kindern die Vernunft und das Empfinden

für die Beurteilung durch ihre Umgebung weniger zur Entfaltung bringen können, weil sie erst im Keim angelegt sind, während sie bei den Erwachsenen doch schon mehr oder weniger entwickelt sind. Bei den Erwachsenen beginnt unter der Einwirkung der Arznei das eigene Nachdenken und Beobachten, was die Wirkung der Arznei unterstützt. Daher konnte ich z. B. bei Erwachsenen die Eifersucht fast immer heilen, aber nie bei 7jährigen oder jüngeren Kindern.

C.

Leider bleibt jeder Arzt in der Dosierungsfrage in seinem eigenen Versuchsfeld und will außerhalb desselben nichts sehen, so daß er aus Mangel an Vergleichsmöglichkeit kein richtiges Urteil gewinnt. Die allopathischen Ärzte bestehen hartnäckig darauf, Arzneien nur in massiven Dosen zu verordnen, ein Teil der homöopathischen Ärzte gebraucht nur infinitesimale Dosen, andere tiefe oder mittlere oder sehr hohe. Die Ausschließlichkeit der einen und der andern ist für Arzt und Patient oft von Nachteil.

I.

Ein Greis hatte seit sechs Monaten jede Nacht einen Fieberanfall, begleitet von häufigem Harndrang. Ich heilte diese Anfälle mit *Natrium muriaticum 25,* obwohl der Patient im Laufe der sechs Monate die hunderttausendfache Menge Kochsalz in der Nahrung zu sich genommen hatte. Außerdem hatte er *Chininum sulfuricum* und andere Fiebermittel in massiven Dosen genommen, die ihm ein in den Hilfsmitteln der allopathischen Therapie bewanderter Arzt verordnet hatte.

Man wird mir entgegenhalten, daß ein Mensch durch eine infinitesimale Gabe von *Nux vomica* nicht tödlich vergiftet werden kann. Das stimmt. Aber die gleiche, einmalige, wägbare Dosis, die für den einen ein tödliches Gift ist, wird bei einem anderen Menschen mit stärkerer Reaktionskraft ein Heilmittel für Obstipation, Migräne oder Lähmung sein. In diesem Fall wird die Heilwirkung oft nur von kurzer Dauer sein, während eine einzige Gabe dieses Mittels in der 30., 200., vor allem aber in der 10 000. eine viel länger andauernde Heilwirkung haben wird.

II.

So kann z. B. eine einzige wägbare Dosis *Nux vomica* eine Verstopfung so beeinflussen, daß während zwölf bis sechs-

unddreißig Stunden einige durchfällige Stühle erzielt werden,
während eine einzige Gabe dieses Mittels in der 10 000. bei
einem meiner Patienten, der ohne sein Wissen behandelt
wurde, einen elf Tage anhaltenden Durchfall hervorgerufen
hat, der vielleicht noch einige Tage länger angehalten hätte,
wenn ich ihm nicht am elften Tage *Veratrum C 3* als Antidot
verordnet hätte.

Je höher die Hochpotenzen sind, desto länger hält ihre
Wirkung an.

III.

Eine Frau wurde von ihrem allmorgendlichen Migräne-
anfall durch eine Einzelgabe *Nux vomica 200* für die Dauer
von einer bis zwei Wochen befreit, durch eine Einzelgabe
Nux vomica 10 000 für sechs, acht, ja zwölf Monate.

IV.

Eine 28jährige Frau, die seit vier Jahren an Akne rosacea
litt und außerdem von Kindheit an das Gesicht voller Sommersprossen hatte, nahm eine Einzelgabe *Graphites 600*, die im
Verlauf von fünf Monaten die Akne rosacea und selbst die
Sommersprossen zum Verschwinden brachte. Hätte eine wägbare Einzeldosis *Graphites* wohl die gleiche Wirkung gehabt?

Es scheint, daß die 200. und 10 000. Dilution einer Arznei
nicht nur länger, sondern auch auf eine viel tiefere Schicht des
Organismus wirken, als die dritte oder sechste. Daher kann
man gegen leichte, zufällige Erkrankungen verschiedene Mittel in der 3. oder 6. Dilution verordnen, ohne daß dadurch
die lange Wirkungsdauer einer 200. oder 10 000. unterbrochen
wird. Und — unerwartete Wirkung — die 3. oder 6. Dilution
einer Arznei sind oft das beste Antidot, wenn die 200. oder
10 000. Dilution des gleichen Mittels zu stark auf einen emp-
findlichen Organismus gewirkt hat.

Man kann jedoch nicht sagen, die Heilwirkung einer Arznei sei immer um so größer, je höher die verordnete infinitesimale Potenz sei. Eine solche Behauptung würde einen Irr-
tum unterstützen, der für die Kranken gefährlich wäre. Bei
vielen Krankheiten ist es vorteilhafter, Arzneien in der 3., 6.
oder 12. Dilution, manchmal sogar in einer massiven, wägbaren Dosis zu geben. So ist mir zum Beispiel nicht bekannt,
daß jemals ein bösartiger Fieberanfall durch *Chininum sulfuricum* in der 200. geheilt worden sei, während es mit dem
gleichen Mittel in einer Dosierung von 1 bis 2 g oft gelungen ist.

Manchmal habe ich dieses Mittel in massiveren Gaben verordnet, als die allopathischen Ärzte raten. Wenn zum Beispiel
bei bestimmten akuten Krankheiten, vor allem Bronchitiden,
die Anfälle rezidivieren, stärker werden und bösartig zu werden drohen, haben die allopathischen Ärzte mit Gaben von
50 bis 60 cg *Chinin*, täglich an sechs bis zehn Tagen gegeben,
nur langsamen oder gar keinen Erfolg. Solche zu lange wie-
derholten mittleren Dosen reizen und erschöpfen den Organismus, der dann gar nicht oder nur schlecht reagiert. Kamen
diese Kranken nach der Behandlung durch den allopathischen
Arzt mit den gleichen Krankheitszuständen zu mir, verordnete
ich ihnen täglich eine Gabe *Chinin* von 1 g für drei Tage und
heilte sie damit schneller und vollständiger. Man sieht daraus,
daß man die Medikamente in der verschiedensten Dosierung
und verschiedenem zeitlichem Abstand den Krankheiten und
den Kranken angepaßt verordnen muß.

D.

In vielen andern Fällen sind aber die sehr hohen Potenzen
wirksamer, weil sie eine stärkere, tiefergehende und länger
dauernde Wirkung haben.

I.

Dr. BURNETT, Professor der Arzneimittellehre am homöopathischen Krankenhaus in London, überwies mir 1882 einen
34jährigen Herrn, der seit vier bis fünf Jahren seinen Beruf
nicht mehr ausüben konnte und während dieser Zeit von
wenigstens hundert englischen homöopathischen Ärzten ohne
jeden Erfolg behandelt worden war. Zwei oder drei homöopathische Ärzte in Paris hatten ihn für unheilbar erklärt. Er
kam von London nach Lyon, um mich zu konsultieren. Vom
9. 2. 1882 bis zum 6. 3. 1883 erhielt er mit verschiedenen
Zwischenzeiten *Nux vomica 200* und *10000, Staphysagria 200*
und *10000, Calc. carb. 300, Merc. solubilis 200* und *Lachesis
200.* Diese häufig gebrauchten Mittel hatte er ohne Zweifel
schon von einigen der hundert vorbehandelnden englischen
Ärzte verordnet bekommen. Sie verschreiben sie aber gewöhnlich nur in der 3. oder 6. Dilution, täglich mehrere Male zu
nehmen. Die tiefen Potenzen haben sich fünf Jahre lang als
unwirksam erwiesen, wogegen die Hochpotenzen in 14 Monaten eine völlige Heilung bewirkt haben, wie mir Professor
BURNETT mitteilte.

Die Mehrzahl der homöopathischen Ärzte in allen Ländern
läßt die Medikamente mehrere Mal täglich einnehmen. In den
ersten 20 Jahren meiner Praxis habe ich es ebenso gehalten,
weil ich unter dem Einfluß der Kollegen meiner Umgebung
stand, die dieselbe Gewohnheit hatten. Seitdem bin ich durch
Versuche und immer zahlreichere Erfolge dazu gekommen,
allmählich die Lehre zu begreifen und anzuwenden, die ich
1855 von dem berühmten CH. VON BÖNNINGHAUSEN in Münster
erhalten hatte, eine Lehre, die mit der HAHNEMANNS überein-
stimmt und zur Behandlung chronisch Kranker empfiehlt, eine

Einzelgabe des angezeigten Mittels Wochen und selbst Monate auswirken zu lassen. Ärzte, die sich nicht danach richten, setzen sich der Gefahr aus, Mißerfolge zu erleben und zu sehen, daß dieselben Kranken von einem treuen Schüler HAHNEMANNS geheilt werden. Diese Ärzte beweisen durch das Experiment, wie richtig der Gedankengang Dr. WIDMANNS ist, den er schon in der Überschrift eines Aufsatzes zum Ausdruck bringt: „Das Genügen der Homöopathie und das Ungenügen der Homöopathen". Wenn ich bei der Behandlung eines Kranken den gewünschten Erfolg nicht erziele, bin ich häufig geneigt, meiner Unzulänglichkeit, nicht der Homöopathie, die Schuld zu geben.

II.

Der 40jährige Herr X. war mit seinem Wagen gestürzt und hatte sich dabei wahrscheinlich eine Erschütterung des Rückenmarks zugezogen, denn er konnte nicht mehr im Wagen fahren, sondern nur noch mit der Pferdebahn, die keine oder nur geringe Stöße verursacht. 18 Monate lang wurde er von drei allopathischen Ärzten behandelt, darunter zwei Universitätsprofessoren, einem Chirurgen und einem Internisten.

Höchstwahrscheinlich hatten ihm die drei Ärzte *Arnica* in wägbaren Dosen verordnet, jedoch ohne Erfolg. Als Herr X. dann in meine Sprechstunde kam, gab ich ihm 6 oder 7 Körnchen *Arnica 200* auf die Zunge. Während der nächsten fünf Tage verspürte Herr X. eine leichte Verschlimmerung seiner Rückenschmerzen, danach erfolgte vollständige und endgültige Heilung.

III.

Eine etwa 30jährige Frau hatte eine Hornhautverletzung durch den Nagel eines Kindes erlitten, das sie stillte. Im folgenden Jahr war durch ihr zweites Kind die Hornhaut des gleichen Auges wieder verletzt worden. Als Folge bestanden seit fünf Jahren Schmerzen und Lichtscheu, so daß sie bei Lampenlicht nicht arbeiten konnte. Zwei Ärzte, darunter ein

Universitätsprofessor, hatten sie für unheilbar erklärt. Sie wurde von ihren traumatisch bedingten Schmerzen durch 6 bis 7 Körnchen *Arnica 200* vollständig und endgültig befreit, nachdem fünf Tage lang eine leichte Verschlimmerung der Schmerzen vorausgegangen war.

Da der Arzt häufig chronische, traumatisch bedingte Schmerzen nach einer Quetschung oder einem Fall beobachten kann, hat er oft Gelegenheit, die schnelle Wirkung von *Arnica 200* festzustellen. Dann kann er sich durch den Versuch davon überzeugen, daß er bei den verschiedensten chronischen Krankheiten, gleich welches Mittel indiziert ist, nur Zeit verliert, wenn er an Stelle der 200. die 3. oder 6. Dilution verordnet.

Bei gewissen akuten Krankheiten kann eine 200. in weniger als 12 bis 48 Stunden Heilung bringen.

IV.

Eine 50jährige Frau hatte als Folge einer Pneumonie einen so heftigen Anfall akuter Manie, daß mehrere Personen sie nur mit Mühe im Bett festhalten und daran hindern konnten, sich aus dem Fenster zu stürzen. Ich verschrieb für 24 Stunden stündlich eine Gabe *Belladonna 12,* dann für 24 Stunden *Stramonium 12,* ohne Erfolg. Dann gab ich ihr 6 bis 7 Körnchen *Belladonna 300* auf die Zunge, worauf der manische Anfall in zwei bis drei Stunden abklang.

V.

Ein 12jähriges Kind war in Paris an einem Nervenfieber einer so stark ataktischen Form erkrankt, daß der zugezogene Professor TROUSSEAU den Eltern sagte: „Ich komme nicht wieder, denn ich sehe ihr Kind schon als tot an". JEAN-PAUL TESSIER wurde zu dem angeblich sterbenden Kind gerufen und gab eine Gabe *Arsenicum 200.* Am folgenden Tage war die ataktische Form der gewöhnlichen Form des Nervenfiebers gewichen, das glücklicherweise am 21. Tage geheilt war.

VI.

Bekanntlich kommen bei der Lungentuberkulose häufig
aufeinander folgende Schübe oder auch lokalisierte Eiterungen
an verschiedenen Stellen der Lunge vor. Gab ich bei einem
neuen Schub sofort im Beginn eine Gabe *Phosphorus 200* oder
13000, konnte ich ihn fast immer in 12 bis 24 Stunden kupieren.
Fünf von 10 Tuberkulösen wurden geheilt, wenn sie noch
nicht zu entkräftet und abgemagert waren. Unbedingt erforderlich ist dabei die Durchführung einer Mastkur (völliges
Verbot von Kaffee, Wein, Fleisch, Fisch. Häufige kleine
Mahlzeiten), die eine Gewichtszunahme von 100 bis 600 g
täglich erzielen läßt.

Früher verordnete ich im Beginn eines tuberkulösen
Schubes *Phosphorus 3.* Das Mittel mußte aber täglich mehrere
Male und mehrere Tage hintereinander genommen werden.
Trotzdem war die Wirkung nicht so gut und so schnell wie
die einer 200. und 13000. Dilution.

Einer der fähigsten homöopathischen Ärzte, die ich ge-
kannt habe, CHARLES DULAC, schrieb mir einmal: „Sehr oft
kam es bei einer schweren Krankheit, die ich durch eine 30.
Dilution geheilt glaubte, nach ein bis zwei Jahren zu einem
Rückfall. Dann führte die 200. oder 600. zu einem endgültigen
Erfolg."

Ich möchte ergänzend sagen, daß auch die 200. und die
600. in manchen Fällen nicht zur Heilung genügen. Man muß
dann die 1000., 2000., 6000. und die 10000. einsetzen. So
heilte ich zum Beispiel eine junge Dame von einer Migräne,
die jeden Morgen auftrat, mit *Nux vomica 200.* Die Heilung
hielt aber nur zwei bis drei Wochen an. Ich verordnete danach *Nux vomica 10000,* wonach die Intervalle sechs bis zwölf
Monate betrugen.

Wenn diese Beispiele, denen ich noch viele andere hinzu-
fügen könnte, nicht genügen, die Wirksamkeit und in manchen Fällen die Überlegenheit der Höchstpotenzen zu beweisen,

kann man es auf eine sehr einfache Art tun, die ich seit einiger
Zeit mit Erfolg anwende.

Schlagen Sie den Skeptikern vor, mehrere Tage hintereinander je ein einziges Körnchen einer Arznei in der 3000.,
5000., 10000. oder 16000. Dilution zu nehmen. Vielleicht
werden sie am ersten oder zweiten Tage keinerlei Wirkung
spüren, aber häufig treten dann an den folgenden Tagen un-
angenehme schmerzhafte und anhaltende pathogenetische
Symptome auf, die ihre Skepsis vertreiben und ihnen außerdem die Lust nehmen, solche Versuche zu wiederholen. Manche
werden von dem ersten oder auch dem zweiten Mittel keine
Wirkung verspüren, aber das dritte oder vierte wird dann
überzeugende Resultate haben.

Aus

„BEHANDLUNG DES ÜBERMÄSSIGEN

UND

ABWEGIGEN GESCHLECHTSTRIEBES"

(1896)

Ich habe lange gezögert, bevor ich eine Darstellung der arzneilichen Behandlung des übermäßigen und abwegigen Geschlechtstriebes gab. Ich habe mich erst dazu entschlossen, nachdem ich von Geistlichen, besonders von einem Professor einer katholischen Fakultät, dazu gedrängt worden bin. Wie mehrere andere Geistliche, so hatte auch er an den Beratungen teilgenommen, die ich an den Dienstagvormittagen in meiner Poliklinik zur Behandlung von Leidenschaften abhalte, und ihre, die Sittlichkeit fördernden Wirkungen festgestellt. Daher hatte er mehrfach darauf bestanden, daß ich sie bekannt gäbe. Das tue ich heute in der Absicht, zur sittlichen Veredelung im öffentlichen und privaten Leben beizutragen.

Deshalb richtet sich diese Veröffentlichung nur an diejenigen, die zu dieser zweifachen Hebung der Sittlichkeit beitragen können, an Ärzte, Sittenlehrer und Familienoberhäupter. Sie soll nicht in die Hände Heranwachsender gelangen, noch weniger als Bücher über Anatomie, Physiologie, Pathologie und Therapie, denn sie ist ein medizinisches Werk im Hinblick auf Methode und Verfahren, ein moralisches Werk nur soweit es die Resultate betrifft.

Ich werde sicher von denjenigen kritisiert werden, die überlegungsmäßig urteilen, anstatt zu beobachten und Versuche vorzunehmen. Das ist ein Schicksal, dem keiner entgeht, der Neues in der experimentellen Wissenschaft bringt. Als Ausgleich werden mir viele Väter und Mütter dafür danken, daß ich ihnen eins der Mittel gezeigt habe, Ehebruch und Scheidung ihrem Heim fernzuhalten und ihre Kinder vor schlechten Gewohnheiten und Ausschweifungen zu bewahren.

Selbst die gelehrtesten Ärzte haben bisher nur eine Art Tierheilkunde am Menschen angewandt, weil sie bei ihm nur den zum Tierreich gehörenden Körper, nur das stoffliche Wesen behandelt haben. Während der ersten zwanzig Jahre meiner Praxis habe ich ebenso gehandelt, so wie ich es gelernt hatte und dem Beispiel meiner Professoren folgend. Während der letzten zwanzig Jahre habe ich darüber hinaus im Menschen das sittliche und geistige Wesen behandelt und ich habe

erkannt, daß man auf diesem Wege seinen Charakter ver-
bessern und seine Intelligenz zur Entwicklung bringen kann.
Gewiß ist dies nicht der einzige Weg, der diese doppelte
Wirkung ermöglicht, denn ich habe wie GALEN, aber deut-
licher als er, erkannt, daß es sechs wirkende Kräfte zur Entfaltung der Sittlichkeit und des Geisteslebens gibt: drei im-
materielle: Religion, Erziehung, Unterricht, und drei materielle: Arznei, Ernährung, Klima. Die Erfahrung hat mich
gelehrt, daß man heute nur zwei von ihnen anwenden kann:
Religion und Arznei.

In der Tat haben Unterweisung und Erziehung nur dann
wirklichen Wert, wenn sie durch die Religion vervollständigt
werden¹). Die Ernährung kann in solchen Fällen sehr wirkungsvoll sein. Aber die Menschen haben im allgemeinen zu
viel Unwissenheit, Eßsucht und Vorurteile, sie hängen zu sehr
an ihren Gewohnheiten, als daß sie die ihnen bekömmlichste
Ernährung durchführen würden. Was das Klima anbetrifft,
so haben zu wenig Menschen die Mittel, Nutzen daraus zu
ziehen.

Die beiden erwähnten Kräfte zur Entfaltung der Sittlichkeit und des Geisteslebens helfen im übrigen heute sogar bei
körperlichen Krankheiten. Professor BERNHEIM von der Fakultät zu Nancy, ein gelehrter jüdischer Arzt, sagt das im Hinblick auf die Heilungen von Lourdes. Er bezweifelt ihre Echt-
heit nicht, wohl aber ihre Erklärung. Er erklärt sie als die
Wirkung r e l i g i ö s e r S u g g e s t i o n (!). Aber die Wahr-
haftigkeit verpflichtet ihn dazu, die Überlegenheit dessen an-
zuerkennen, was er religiöse Suggestion nennt. „Aber", sagt

---

¹) Eine der ältesten Wohltätigkeitsgesellschaften, die von Straßburg, die
katholische, protestantische und israelitische Kinder betreute, erkannte
durch ihre Erfahrung, daß Unterricht ohne religiöse Erziehung ein ge-
fährliches Instrument in den Händen der Lehrenden ist. Das bestätigen
auch alle Gefängnisdirektoren (Bericht der sechzehnten Versammlung,
8. September 1839, S. 13). — Von 100 Kindern, die 1894 vom Gerichts-
hof des Departements Seine auf Grund der §§ 375 und 376 des „Code
civil" verurteilt und in Haft waren, hatten 89%/o weltliche, nur 11%/o
Schulen besucht, die von einem geistlichen Orden geleitet wurden.

er, „von allen Ursachen, die mit Hilfe der Einbildungskraft
im Gehirn den Mechanismus in Gang setzen, der eine Heilung
ermöglicht, ist keine so wirkungsvoll wie der religiöse Glaube.
Auf ihn sind mit Sicherheit zahlreiche echte Heilungen zurück-
zuführen."

In seinem Buch „Les Passions", das Ärzte, Sittenlehrer und
Familienväter lesen sollten, stellt Dr. FRÉDAULT ebenfalls die
Zweckmäßigkeit der gleichzeitigen Wirkung von Religion und
Arznei fest. Bei der Besprechung der Medizin im Mittelalter
sagt er: „Nur die Geistlichkeit pflegte sie mehrere Jahrhun-
derte lang und verwandte ihren ganzen Eifer auf ihre Ver-
vollkommnung. Sie sah ein, daß man sie in jedem Augenblick
des Lebens nötig hat und daß sie bei vielen Formen sittlicher
Veranlagung ebenso erforderlich ist wie sittliche Ratschläge
und die Hilfsmittel der Religion. Der Körper soll nicht bloß
ernährt, sondern in gutem Zustand erhalten und gepflegt
werden. Bei Pferden und Maschinen tut man es, nicht aber
bei sich selbst. Man vergißt, daß man sich einer Maschine nur
dann gut bedienen kann, wenn sie in Ordnung ist und daß
man eine Reparatur vornehmen muß, bevor ihr Getriebe ver-
dorben ist und seinen Dienst versagt. Die Wahrheit ist, daß
die Heilkunde ebenso nützlich ist wie die Kochkunst, d i e
A r z n e i e b e n s o n ö t i g w i e d a s N a h r u n g s m i t t e l,
und daß der Mensch ärztliche Behandlung ebenso nötig hat
wie Ernährung" (S. 357).

Ich sagte zu dem Leiter eines großen Seminars: „Der
Mensch handelt bald unter dem Antrieb einer Leidenschaft,
bald unter dem Einfluß einer Besessenheit". — Er antwortete
mir: „Das ist wahr, man hat es uns auf dem Seminar gelehrt,
wir lehren es selbst, aber dann vergessen wir es in der Lebens-
führung".

Ich habe erkannt, daß dieses Vergessen allgemein ist: man
bemüht sich fast nie darum zu wissen, welche dieser beiden
Triebkräfte den Menschen lenkt.

Da ich mich aber seit zwanzig Jahren damit beschäftige,
seine Leidenschaften, Charakter- und Geistesfehler zu be-

handeln, muß ich mir, wenn ich Erfolg haben will, diese Frage
immer wieder stellen und — um sie zu lösen — muß mein
Patient manchmal abwechselnd seine Zuflucht zu den beiden
erwähnten Kräften nehmen, welche die sittliche und geistige
Kultur fördern.

In anderen Fällen muß ich die Art eines Fehlers erforschen,
zum Beispiel der Abneigung, die man sehr oft zwischen den
Mitgliedern einer zivilen, militärischen oder religiösen Ge-
meinschaft beobachtet. Es gibt in der Tat zwei verschiedene
Arten: 1. die Abneigung körperlicher Art, hervorgerufen durch
die individuelle Beschaffenheit, 2. die Abneigung geistiger
Art, hervorgerufen durch die Verschiedenheit der Meinungen
oder der beherrschenden Gedanken. Diese zweite Art der Abneigung gab es bei den Heiligen nicht, weil ihre Überzeugun-
gen die gleichen waren. Aber man hat eine Abneigung körperlicher Art zwischen mehreren von ihnen festgestellt, so zwischen
St. Paulus und St. Barnabas, zwischen St. Augustinus und St.
Hieronymus, zwischen St. Bernhard und Pierre le Vénérable,
dem Abt von Cluny. Das ist auch nicht verwunderlich, denn
man hat bisher nicht feststellen können, daß die Heiligkeit
einen gleichmütigen Charakter in einen hitzigen verwandelt
oder einen brünetten Menschen blond macht. Aber diese körperlich bedingte Abneigung kann durch eins der folgenden
Medikamente beseitigt werden.

       Calcarea carbonica,   *Causticum,*
       Ammonium muriaticum,   *Aurum,*
       Acidum nitricum,   *Crotalus.*

Das zeigt die folgende dreifache Beobachtung.

I.

Eine Frau kommt in meine poliklinische Sprechstunde für
psychische Krankheiten und sagt: „So ist meine Lage: Ich
wohne zusammen mit meiner neunzehnjährigen Tochter,
meinem Mann und einer alten Tante. Diese hat eine Abneigung gegen mich, mit der sie meinen Mann und meine Tochter

angesteckt hat, die ohne Zweifel ihrer Veranlagung nach leicht beeinflußbar sind. Jetzt sind alle drei gegen mich. Haben Sie dafür Arzneien?" — „Gewiß" entgegnete ich, und gab ihr für jede der drei Personen eine Gabe *Calcarea carbonica 200,* die sie ihnen ohne ihr Wissen in die Suppe geben sollte. Drei Wochen später kam sie wieder und erzählte: „Zwei Tage nach dem Einnehmen Ihrer Arznei wurde meine Tante zuvorkommend gegen mich, ebenso mein Mann, meine Tochter erst fünf bis sechs Tage nach dem Einnehmen." Lächelnd fügte sie hinzu: „Jetzt behandeln mich alle zuvorkommend".

Das vergleichende Studium der Physiologie des Menschen und der Tiere hat das Typische des Menschen in einem neuen Licht gezeigt. Ebenso wirft das vergleichende Studium der Triebbehandlung beim Menschen und beim Tier ein neues Licht auf die Behandlung der Leidenschaften des Menschen.

II.

Folgendes habe ich zum Beispiel bei Versuchen mit triebmindernden Arzneien an den Weibchen von drei verschiedenen Tierarten beobachtet. Durch *Platin* in der 30. Dilution konnte ich die Brunst für fünf Tage unterbrechen, durch *Causticum* in der 200. sie 10, 16, 20 Tage, einen und selbst mehrere Monate aufheben oder hinausschieben.

Da diese tierischen Funktionen der Fortpflanzung bei der Spezies Mensch ebenfalls bestehen, konnte ich auch bei der Frau den Ablauf dieser Funktionen nach Belieben aufheben oder hinausschieben und ebenso beim Mann, was bisher noch nicht gelungen war. Ich muß aber zugeben, daß man bei den Tieren besseren Erfolg hat als bei Mann oder Frau, und zwar weil es bei den Tieren nur den rein sinnlichen Trieb gibt, der durch Arzneien leichter eingeschläfert oder beseitigt werden kann. Beim Mann und bei der Frau gibt es außerdem noch den durch die Phantasie ausgelösten Trieb, der schwer zu besänftigen ist und den rein sinnlichen Trieb steigert. In dieser Hinsicht machte mir ein Ordensgeistlicher ein sehr bezeichnendes

Geständnis, das eine Nutzanwendung erlaubt. Er sagte zu mir: „Wenn ich nur die körperliche Enthaltsamkeit einhalte, so leide ich, wenn ich aber die Keuschheit, die die Enthaltsamkeit im Geist und in der Phantasie ist, beachte, so leide ich durchaus nicht unter der körperlichen Enthaltsamkeit."

Wenn ich nun später Arzneimittel gegen den durch die Phantasie hervorgerufenen Sinnestrieb empfehle, werden mir vielleicht einige Leser vorwerfen, ich maße mir an, die Seele durch Arzneimittel behandeln zu wollen.

ARISTOTELES sagt, daß der Mensch eine naturgegebene Einheit von Körper und Seele ist. Er vergleicht ihre wesensmäßige Einheit mit einem Siegel, bei dem das Bildnis unmittelbar mit dem Wachs vereint ist. Die Vereinigung ist so innig, daß man sich das Siegel nicht ohne beide Komponenten denken kann. In der Tat gibt es kein Siegel ohne das Wachs und ohne das Bildnis bleibt nur Wachs übrig. Der heilige THOMAS VON AQUINO gibt die gleiche Erklärung und nimmt diese Lehre an. Ebenso lehrt die Philosophie der Scholastiker, daß beim Menschen alle Handlungen und alle Leidenschaften zusammengesetzter Natur sind. Es gibt also keine Handlung und keine Leidenschaft nur des Körpers oder nur der Seele, sondern nur solche des ganzen Menschen, dieser lebenden Einheit von Körper und Seele. Ich könnte also, selbst wenn ich es wollte, weder nur den Körper, noch nur die Seele behandeln. Wenn ich also die Krankheit, die Leidenschaften, die Fehler des Charakters oder des Geistes eines Menschen behandeln will, muß ich eine Arznei wählen, die gleichzeitig die körperlichen und die seelischen, moralischen und geistigen Symptome beseitigt.

Wenn ich jetzt zur Hebung der öffentlichen und privaten Sittlichkeit die Ergebnisse darlege, die ich bei der Behandlung des übermäßigen Geschlechtstriebes beim Mann und bei der Frau gewonnen habe, benutze ich die Ausdrücke und die Freiheit der ärztlichen Sprache. Medica medice demonstranda.

Den Lesern aber, die Anstoß daran nehmen, wenn ich unerläßliche Einzelheiten der tierischen Funktionen des Menschen bespreche, und lieber über das menschliche Elend hin-

weggehen, als zu helfen, sage ich mit PASCAL: „Der Mensch ist
weder Engel noch Tier; das Unglück will aber, daß er sich wie
ein Tier benimmt und wie ein Engel handeln möchte."

Vor vierzig Jahren sagte einer der ersten homöopathischen
Ärzte Lyons, Dr. RAPOU (Vater) zu mir: „Wir haben noch keine
Heilmittel für den übermäßigen Geschlechtstrieb gefunden."
Seitdem haben wir einige gefunden und immer mehr, beson-
ders im Laufe der zwanzig Jahre, während derer ich mich mit
der Behandlung aller Leidenschaften beschäftige.

Der erste, der ein gewissermaßen klassisches Mittel gegen
den übermäßigen Geschlechtstrieb gefunden hat, ist ein Priester
aus Nizza, der Domherr DE CÉSOLES. Es ist *Origanum majorana*,
wirksam gegen Onanie und übermäßigen Geschlechtstrieb.

Da ich keine zuverlässige 30. oder 200. Dilution dieses Mittels erhalten konnte, benutze ich es in der 4. Ich empfehle fünf
bis sechs Kügelchen dieser Dilution in einem Glas mit vier
Kaffeelöffeln Wasser aufzulösen. Der junge Onanist nimmt
davon jeden zweiten Tag eine viertel Stunde vor einer Mahlzeit einen Kaffeelöffel, also vier Kaffeelöffel an acht aufeinander folgenden Tagen. Wenn die Heilung noch nicht vollständig ist, gibt man die gleiche Arznei wieder viermal an acht
aufeinander folgenden Tagen.

Wenn es erforderlich ist, kann man einen Kaffeelöffel des
Mittels ohne das Wissen des Kranken in seine Suppe, Milch
oder Schokolade geben. Das Mittel ist häufig wirksam, manchmal sehr schnell, wie in folgendem Fall.

III.

Ein Pfarrer aus Südfrankreich erbat ein Mittel für eines
seiner Beichtkinder, das trotz seines Alters von neunundfünf-
zig Jahren immer wieder onanierte, auch trotz eifriger religiö-
ser Andachtsübungen. Ich schickte ihm *Origanum* in der 4., das
er viermal an acht aufeinander folgenden Tagen nehmen
sollte. Danach war er vollständig und dauerhaft geheilt.

Origanum hat aber nicht immer Erfolg bei der Onanie. Ich
behandele sie dann mit

China,	*Coffea,*
Pulsatilla und vor allem	*Staphysagria,*
Nux vomica,	
Sulfur und	*Causticum.*

Von diesen Mitteln werden fünf bis sechs Körnchen der
30. Dilution auf die Zunge gegeben und gut zerkaut und zwar
alle sechs, acht, zehn oder vierzehn Tage einmal. Wenn die
Patienten erwachsen und kräftig sind, gebe ich die 200. Dilution dieser Mittel, die t i e f e r u n d n a c h h a l t i g e r wirkt.
Die Wirkung wäre aber zu stark bei jungen und schwächlichen
Menschen mit ungenügender Reaktionskraft. Die 200. Dilution
wird in größeren Zeitabständen gegeben, etwa alle sieben,
zehn oder zwanzig Tage.

IV.

Bei einem Jungen von zehn Jahren, der von Zeit zu Zeit
onanierte, verordnete ich *Origanum 4* ohne Erfolg, dann ließ
ich alle acht bis zehn Tage fünf bis sechs Körnchen *Causticum 30*
auf die Zunge geben. Diese Arznei, gegen die er äußerst über-
empfindlich war, verursachte eine nervöse Übererregung. Darauf ließ ich nur in den Zeiten, in denen er onanierte, eine Gabe
Causticum 30 geben und sie bis zur nächsten Onanieperiode
nachwirken. In dieser Darreichungsform wirkte das Mittel sehr
gut heilend und vorbeugend.

Dieses Beispiel zeigt, daß man die Arznei, die Dosis und
die Wiederholung dem einzelnen Kranken anpassen muß.

Um das wirkungsvollste der sieben angeführten Mittel für
den einzelnen Onanisten zu wählen, muß man dasjenige su-
chen, das alle körperlichen, seelischen, moralischen und geistigen Symptome aufweist, die bei dem zu Behandelnden bestehen. Zu diesem Zweck kann man den ersten Teil von JAHRS
„H a n d b u c h der Hauptanzeigen für die richtige Wahl der
homöopathischen Heilmittel" zu Rate ziehen, das die M a -
t e r i a m e d i c a enthält. Bei dieser Wahl wird der Arzt dem

Laien immer überlegen sein, weil seine klinische Erfahrung es
ihm gestattet hat, die charakteristischen Symptome jeder Arznei kennen zu lernen.

V.

Eine Frau, die sich vor und selbst während ihrer Ehe der
Masturbation ergeben hatte, masturbierte auch als Witwe wei-
ter. Da sie nachts sehr unruhig und schlaflos war, verordnete
Dr. SERVAN, Lyon, ihr *Coffea 6,* was genügte, um sie von ihrer
Unruhe, der Schlaflosigkeit und dem eingewurzelten Laster
zu befreien.

Gewiß zeigen die angeführten sieben Arzneimittel in ihrer
Pathogenese, das heißt bei dem Arzneimittelversuch am Gesunden, mehr oder weniger die Symptome Unruhe und Schlaflosigkeit, keins aber im gleichen Grad wie *Coffea.* Das hatte
den Arzt veranlaßt, dieses Mittel der lasterhaften Witwe zu
verschreiben.

VI.

Eine junge Frau fragt um Rat für sich, ihren Mann und
ihren Schwiegervater.

Sie war mit der Zeit immer leidenschaftlicher geworden,
weil ihr Mann sie nicht befriedigte. Sie begann zu masturbieren,
wonach sie heiße Tränen vergoß. Ich gab ihr dreimal eine Gabe
Pulsatilla 200, was die erotische Übererregbarkeit und das Verlangen zur Masturbation beseitigte.

Ihr Gatte übte den ehelichen Verkehr nur alle neun Monate
einmal aus, also vierzig- bis sechzigmal seltener, als es seinem
Alter (vierzig Jahre) entsprochen hätte. Im Bett wandte er ihr
den Rücken zu, nicht gerade ein Zeichen von Zuneigung. Ich
ließ ihm ohne sein Wissen eine Arznei in der 200. Dilution
geben, was ihm ermöglichte, den Verkehr zweimal im Monat
auszuüben, auch wandte er ihr im Bett nicht mehr den Rücken zu.

Der Schwiegervater der jungen Dame war ein unzüchtiger
Greis, der sie zu seiner Geliebten machen wollte und zu diesem

Zweck viele vergebliche Versuche unternahm. Nur mit Mühe
gelang es mir, seine Lüsternheit zu dämpfen, indem ich ihm
ohne sein Wissen nacheinander *Causticum 200, Cantharis 200*
und *Phosphor 200* geben ließ.

Wohin wäre es gekommen, wenn bei dieser Familie nicht
ein sachverständiger Arzt eingegriffen hätte? Ein Priester
hätte vielleicht einen guten Einfluß auf die junge Frau ausüben können, die fromm war und trotz ihrer Schönheit die
eheliche Treue wahren wollte. Wäre sie aber infolge ihrer unwiderstehlichen Leidenschaftlichkeit den Nachstellungen ihres
Schwiegervaters oder eines jüngeren Bewerbers um ihre Gunst
erlegen, so hätten Ehebruch, Trennung der beiden Gatten,
Revolverschüsse und Gift die Folge sein können, kurz eines
der Familiendramen, von denen die „Gazette des Tribunaux"
berichtet.

Ich wiederhole, daß die Religion auf die junge Frau einen
glücklichen Einfluß hätte ausüben können. Aber welche Wirkung hätte sie bei dem Mann und dem Schwiegervater haben
können, die nicht religiös waren?

Diese dreifache Beobachtung zeigt die Bedeutung, die die
homöopathische Behandlung vom moralischen und sozialen
Gesichtspunkt aus haben kann.

VII.

Der beschriebene Fall läßt mit Recht vermuten, daß die
Frage des ehelichen Verkehrs für Eintracht oder Zwietracht
zwischen Ehegatten, für Scheidung oder Ehebruch maßgebend
sein kann. In der Tat durfte sich die erwähnte Frau wie viele
andere über die Geschlechtskälte ihres Mannes beklagen, die
sie zum Ehebruch hätte treiben können, wenn sie nicht nacheinander ihre Zuflucht zur Religion und zu den Arzneien genommen hätte. Andrerseits haben viele Frauen Grund, sich
über die zu große Begierde ihrer Männer zu beklagen. So wird
der eheliche Verkehr von einigen täglich drei-, vier-, fünfmal
ausgeübt, achtmal von einem vierunddreißigjährigen Mann

seit sechs Jahren, elfmal-von einem Mann von vierzig Jahren,
vierzehnmal von einem zweiunddreißigjährigen Mann, der
außerdem noch eine Geliebte hatte.

Der Mann von vierzig Jahren hatte mehrere Maitressen,
weil seine Frau ihm die Erfüllung der ehelichen Pflichten verweigerte. Bei ihr hatte der zu häufige Beischlaf Schlaflosigkeit,
Erschöpfung und ein Gebärmutterleiden verursacht. Diese Frau
suchte meinen Rat zur Behandlung der Geilheit und Unmoral
ihres Mannes. Nachdem sie ihm ohne sein Wissen das fünfte
Mittel, *Causticum 200,* gegeben hatte, schrieb sie mir, daß er
nur noch zweimal wöchentlich den Beischlaf ausübe gegenüber
früher siebenundsiebzigmal. Ich verhinderte so den häufigen
Ehebruch des Mannes mit Hilfe mehrerer Mittel, die ihm im
Verlauf einiger Monate verordnet wurden. Bei dem Mann von
zweiunddreißig Jahren gelang es mir nicht ohne Mühe, den
so außergewöhnlich häufigen Geschlechtsverkehr auf Null zu
bringen. Ich ermöglichte es ihm auf diese Weise, den Ehebruch
zu vermeiden, seinen Organismus ausruhen zu lassen und mit
seiner Hände Arbeit reichlicher sein tägliches Brot zu verdienen.

Origanum, das so oft gegen die Onanie hilft, ist auch wirksam gegen den übermäßigen Geschlechtstrieb. Das zeigen die
drei folgenden Fälle.

VIII.

Eine verheiratete Frau, die von ihrem Mann getrennt leben
mußte, weil er Seemann war, hatte nicht Ruhe noch Rast wegen
ihres übersteigerten Verlangens. Der Dekan DE CÉSOLES gab
ihr nur einmal eine Gabe *Origanum 30,* die ihre Qualen be-
endete. Sie wurde danach so ruhig, als ob sie noch nie mit einem
Mann verkehrt habe.

Einen Monat später, als sie wieder die Beute ihres Geschlechtstriebes wurde, wurde sie von demselben Mittel davon
befreit [1].

[1] Revue homoeopathique du Midi, Marseille, Bd. I, S. 616.

IX.

Ein junges Mädchen, das von heftigem Geschlechtstrieb gequält wurde, bemerkte außerdem folgende Symptome: Tiefe Traurigkeit mit der fixen Idee, verloren und verdammt zu sein. Wenn dieser offenbar stuporöse Zustand, in dem sie von ihren dunklen Gedanken besessen war, nachließ, so schrie sie, der böse Geist komme, sie glaubte, sie stände im Feuer, sie fühlte sich in Fesseln geschlagen, sie schien verrückt zu sein und der Domherr DE CÉSOLES sagte: „Ich fürchtete, daß sie es wirklich würde. In den ersten Tagen, als sie in diesen Zustand tiefer Traurigkeit verfallen und noch ruhiger war, hatte sie mir ihre Qualen anvertraut und hatte zuweilen Selbstmordgedanken."

Der Domherr DE CÉSOLES verordnete ihr nacheinander erfolglos *Pulsatilla 30, 6* und Urtinktur, danach *Arsenicum. Origanum* heilte sie und gab ihr ihre Ruhe wieder [1]).

In meinem Repertorium habe ich mehrere Mittel, die gut wirken, wenn Kranke glauben, sie seien verdammt, *Pulsatilla, Natrium muriaticum, Belladonna.* Deshalb bin ich erstaunt, daß *Pulsatilla* dieses junge Mädchen nicht geheilt hat.

X.

Denn mit einer Gabe *Pulsatilla 30*, die ihr ohne ihr Wissen in einer Tasse Schokolade gegeben wurde, habe ich ein vierundzwanzigjähriges Mädchen in zehn Tagen geheilt, das sich seit mehreren Monaten verdammt glaubte, sich einbildete, die Flammen der Hölle zu sehen, den Schwefelgeruch zu spüren, und um sechs Uhr morgens mit ihren Gebeten begann.

XI.

Eine hysterische Witwe, 65 Jahre alt, an Hämorrhoiden leidend, hatte seit ein bis zwei Jahren Anfälle von geschlecht-

[1]) Revue homoeopathique du Midi, Marseille, Bd. I, S. 616

licher Übererregung. Sie wurden ziemlich schnell durch *Origanum 4* beseitigt, das ihr ein homöopathischer Arzt aus Lyon gab.

Die wichtigsten Mittel, die Männer und Frauen vor Ausschweifung bewahren oder sie wieder davon abbringen können, sind:

Alumina,	*Origanum,*
Belladonna,	*Acidum phosphoricum,*
Calcarea carbonica,	*Pulsatilla,*
Carbo vegetabilis,	*Staphysagria,*
China,	*Stramonium,*
Conium maculatum,	*Sulfur,*
Hyoscyamus niger,	*Veratrum,*
Lycopodium,	*Causticum,*
Mercurius vivus,	*Cantharis,*
Natrium muriaticum,	

und besonders: *Phosphorus,*
Nux vomica,   *Platina.*

Wie ich schon früher sagte, ziehe man das „H a n d b u c h d e r H a u p t a n z e i g e n f ü r d i e r i c h t i g e W a h l d e r h o m ö o p a t h i s c h e n H e i l m i t t e l" von JAHR zu Rate, um das nach körperlichen und seelischen Symptomen passendste aus diesen 22 Mitteln zu finden.

Ich gebe jetzt noch andere Indikationen, die man in diesem „Handbuch" nicht findet.

Folgende drei Mittel ermöglichen es, enthaltsam zu bleiben, und entwickeln die Verstandeskräfte:
Alumina,   *Conium,*   *Causticum.*

Um das übermäßige Geschlechtsverlangen, das aus Phantasievorstellungen entsteht und am schwersten zu besänftigen ist, zu beseitigen, nehme man eines der folgenden Mittel:
Conium,   *China,*   *Nux vomica,*
Platina,   *Lycopodium.*

Um den rein sinnlich zu starken Trieb zu bekämpfen, wähle
man eine der folgenden Arzneien:

Causticum,   *Platina,*

Phosphorus,   *Veratrum,*

Cantharis,   *Stramonium.*

Belladonna,

Folgende Mittel passen für geile Männer, die kleinen Mädchen nachstellen:

Platina,   *Phosphorus,*

Veratrum,   *Causticum.*

Für Ehemänner angezeigte Mittel, die von ihren Frauen
Obszönes, sogar den Coitus per anum verlangen:

Causticum,   *Platina.*

Bei homosexuellen Männern, die den Coitus per anum ausüben, angezeigte Mittel:

Calcarea carbonica,   *Platina.*

Diese beiden Mittel sind auch bei lesbischen Frauen angezeigt, die unter sich den Coitus auszuüben versuchen und andere sapphische Verfahren der alten Griechen anwenden.

Das angezeigte Mittel für Männer, die Widerwillen gegen
Frauen und Hinneigung zu Männern haben:

Platina.

Bei Leuten, die den Trieb haben, sich ganz nackt zum Schlaf
zu legen, sind angezeigt:

Sulfur und vielleicht   *Mercurius vivus* und *Pulsatilla.*

Angezeigte Mittel für Menschen, die den Trieb haben, sich
nach dem Erwachen ganz nackt auszuziehen, sind:

Phosphor und besonders   *Hyoscyamus.*

Für Menschen ohne Schamgefühl sind angezeigt:

Hyoscyamus,   *Belladonna,*   *Phosphorus.*

Ich bringe jetzt einige Fälle, die zeigen, wie man diese mehr oder weniger unwiderstehlichen lasterhaften Triebe heilen kann.

XII.

Eine Mutter konsultierte mich wegen ihres 16jährigen Sohnes, der schon begann, außerhalb des Hauses zu schlafen. Ich gab ihr 6 — 7 Körnchen *Causticum 200,* die sie ihm ohne sein Wissen, in zwei Löffeln frischem Wasser gelöst, in die Suppe geben sollte. Drei Wochen später berichtete sie mir, daß ihr Sohn nicht mehr außerhalb des Hauses schliefe und junge Mädchen gar nicht mehr beachte.

XIII.

Ein ausschweifender 25jähriger Mann, der den Wunsch hatte, sich gut aufzuführen, sagte zu mir: „Wenn ich die Kirche, in der ich kommuniziert habe, verlasse und eine Frau sehe, die mir gefällt, so gehe ich ihr nach. So groß ist meine Leidenschaftlichkeit oder so schwach mein Wille." Etwa alle drei Wochen gab ich ihm einige Körnchen *Alumina 200, Conium 600* oder *Causticum 200* auf die Zunge. Nach einiger Zeit sagte er zu mir: „Seitdem Sie mich behandeln, bin ich tugendhaft ohne jede Anstrengung, denn ich komme nicht mehr in Versuchung."

Ich wollte bei diesem jungen Mann erreichen, daß seine Sexualität bis zu seiner Ehe aussetzte, ohne unterdrückt zu werden. Das wäre nämlich gegen die Natur, weil man damit die Fortpflanzung des Menschengeschlechtes unterdrücken würde. In dieser Hinsicht stimme ich mit Msgr. Faurie, einem Bischof in China überein, dem ein Neubekehrter ein Mittel empfahl, das die Getauften für die Dauer ihres Lebens enthaltsam machen würde. — „Macht dieses Mittel impotent?" — „Ja." — „Dann will ich es nicht haben", erwiderte der Bischof mit Recht.

Die Mittel, die ich dem erwähnten jungen Mann gegeben hatte, hatten seine Zeugungskraft in keiner Weise geschwächt, was daraus hervorgeht, daß er heute verheiratet und Familien-

vater ist und außergewöhnliche Beweise seiner Geschlechts-
kraft ablegen kann. Er hat sie bewahrt, dank dem zeitweiligen
Ruhezustand der Geschlechtsfunktion, den ihm die verordneten Mittel vor seiner Ehe verschafft hatten.

Es gibt junge Männer und selbst Heranwachsende, die
Dauererektionen während zwei, drei und vier Stunden am
Tage haben. Sie könnten sie beseitigen, wenn sie zu Beginn
einer solchen eine Gabe *Phosphorus* oder *Causticum* oder
Cantharis nähmen.

Manchmal befällt eine Geilheit, sei sie durch Sinnlichkeit
oder durch Phantasievorstellungen hervorgerufen, demente
Greise, die nach dem bezeichnenden Volksausdruck k i n d i s c h
g e w o r d e n sind. Meine Erfahrung hat mich in zwanzig Jahren gelehrt, daß man sie immer vor der Demenz bewahren
oder sie von ihr heilen kann, wenn man sie von Beginn der
Erkrankung an behandelt. Zu gleicher Zeit bewahrt man sie
vor der Geilheit, die im weiteren Verlauf dieser Erkrankung
nicht leicht zu beheben ist. Ich habe gerade jetzt vier Greise
von 74, 81, 83 und 91 Jahren vollständig von der Demenz
geheilt. Die 91jährige Frau hatte vor ihrem Tode ihre Intelligenz und sogar ihr Gedächtnis völlig wiedererlangt.

XIV.

Ein sehr reizbares und sensibles Mädchen von 25 Jahren
zeigte folgende Symptome:

Unersättlicher Geschlechtstrieb mit äußerster Übererregbarkeit und ausgesprochener Neigung zur Hingabe, wollüsti-
ges Kitzeln in den Geschlechtsteilen, Unruhe und Schlaflosigkeit; sie ist abwechselnd traurig und heiter; sie weint leicht.
Seit einem Jahr ist sie fast dauernd, jeden Monat vierzehn bis
sechzehn Tage lang, in diesem Zustand. Die Regel dauert
sechs bis acht Tage und ist übermäßig stark.

Sie nimmt eine Gabe *Platina 3* um neun Uhr vormittags.
Eine Stunde danach weint und schluchzt sie für die Dauer von
zwei Stunden; abends sehr unruhiger Schlaf. Sie kämpft gegen

den Geschlechtstrieb. An den folgenden Tagen ist sie ruhig, der Geschlechtstrieb ist stark gemäßigt. Die folgende Regel kommt später und weniger reichlich [1]).

Wenn dieses offensichtlich hysterische junge Mädchen nicht rechtzeitig behandelt worden wäre, hätte sie bei irgendeiner Gelegenheit ihrer Leidenschaftlichkeit nachgeben und nach dem ersten Schritt einem ausschweifenden Leben verfallen können. Ebenso hätte es ohne geeignete Behandlung der folgenden Frau gehen können, die keineswegs hysterisch war.

XV.

Eine phlegmatische 40jährige Frau, die kaum geschlechtliche Wünsche empfand, Mutter mehrerer Kinder, kräftig und gesund, wurde plötzlich, ohne daß sie dazu eine Gelegenheit suchte, von einer so heftigen Erregung des Geschlechtstriebs befallen, daß ihr ganzes Temperament in dieser Hinsicht völlig umgewandelt erschien. Sie suchte diesen Trieb unaufhörlich zu befriedigen. Seine Heftigkeit schien alle anderen Gefühle in ihr zu ersticken. Obwohl sie ihre ehelichen Pflichten auf das vollkommenste erfüllte, war sie unersättlich. In ihren Träumen sah sie nur lascive Bilder und im Wachen sprach sie nur von ähnlichen Dingen.

Glücklicherweise nahm sie zu diesem Zeitpunkt ein ausgezeichnetes homöopathisches Mittel, *Platina 3,* und nach dreißig Stunden blieb keine Spur ihres Geschlechtsverlangens mehr übrig [2]).

XVI.

Unter den 900000 Trinkern, welche die 460000 Kneipen Frankreichs stellen, gibt es wohl 200000, die mit ihrer Frau verkehren wollen, wenn sie betrunken sind. Der Verkehr dauert dann sehr lange, zu lang und erschöpft die Frau. Er ruft bei ihr Schlaflosigkeit, Erschöpfungszustände, manchmal auch

---

[1]) RÜCKERT: Klinische Erfahrungen, Bd. II, S. 63.
[2]) RÜCKERT: Klinische Erfahrungen, Bd. II, S. 62.

Unterleibsleiden hervor. Wenn dabei unglücklicherweise Kinder gezeugt werden, so sind diese lasterhaft, geisteskrank, idiotisch. Vier Mittel habe ich gefunden, die nur im Zustand der Trunkenheit den Coitus verhindern.

Conium,　　　　　　　　*Nux vomica,*
Calcarea carbonica, und besonders *Causticum.*

Ich habe sogar beobachtet, daß Männer in trunkenem Zustand nicht coitierten, wenn ich ihnen ohne ihr Wissen durch ihre Frauen *Causticum 200* geben ließ, daß sie es aber mit größerer Kraft taten, wenn sie nicht betrunken waren und daß ihr Ejaculat dann reichlicher als gewöhnlich war. Das beweist, daß diese Behandlung sie nicht schwächt.

XVII.

Ein 40jähriger Mönch, der wegen seiner christlichen Nächstenliebe wahrhaft bewundernswert war, sagte zu mir: „Seit fünfzehn Jahren bin ich ein Märtyrer der Keuschheit. Ich gestehe Ihnen freimütig, daß ich den Versuchungen erlegen wäre, wenn ich Gelegenheit dazu gehabt hätte, so unwiderstehlich waren sie. Ich habe nur widerstehen können, indem ich in jedem Monat zwei Nächte in der Kirche vor dem heiligen Sakrament verbringe, die Arme in Kreuzform gehalten." Ich erwiderte ihm: „Ich will Ihre Anfechtungen so weit mildern, daß sie erträglich sind." Zu diesem Zweck gab ich ihm mehrere Gaben *Causticum 200,* von denen er jedesmal eine nehmen sollte, wenn die außergewöhnlich starken Versuchungen begannen, die jährlich zwölfmal auftraten und jedesmal zwei bis drei Tage anhielten.

Ein Jahr später berichtete er mir: „Es geht mir viel besser. Ich habe nur noch einen Anfall von Versuchung gehabt, wahrscheinlich, weil ich Ihr Mittel nicht mehr hatte." Ich gab ihm noch einige Gaben *Causticum 200.* Während der letzten Jahre sind nur noch erträgliche Anfechtungen aufgetreten, und er hat das Verdienst, die Kraft zum Widerstand zu haben.

Wenn ich diesen Mönch nicht behandelt hätte, hätte er vielleicht das gleiche Ende gefunden wie der Abbé Bruneau, der im August 1894 in Laval hingerichtet wurde, weil er seinen erotischen Anfechtungen erlegen war.

XVIII.

Ein gesunder Mönch beklagte sich bei mir über sehr heftige Anfechtungen und zahlreiche Pollutionen, die ihn sehr erschöpften. Ich gab ihm *Causticum 200,* das er alle drei bis vier Tage nahm, das heißt häufiger, als ich es ihm verordnet hatte. Trotzdem wirkte es gut. Sein Geschlechtstrieb beruhigte sich so, daß er zwei bis drei Monate lang keine Erektion und keine Pollution mehr hatte.

Ein aufmerksamer Beobachter berichtete mir von gesunden jungen Leuten, die mehr geistig als körperlich arbeiteten und sich bemühten, ihre Keuschheit durch fleißige religiöse Übungen zu bewahren. Vielleicht durch den Genuß von Wein, Kaffee, Fleisch oder Fisch, die — wie ich später ausführen werde —auf manche Leute wie ein Aphrodisiacum wirken, stellte sich bei ihnen eine solche Samenstauung ein, daß sie unwiderstehlich zur Onanie getrieben wurden. Wie sie sagten, bekamen sie erst nach der Ejaculation wieder ihre Willensfreiheit.

Wahrscheinlich wären diese jungen Leute, wenn sie *Causticum* oder ein anderes triebdämpfendes Mittel genommen hätten, ebenso wie der erwähnte Mönch vor dem mehr oder weniger unwiderstehlichen Zwang zur Onanie bewahrt geblieben. Sie hätten wie er das Ruhen des Geschlechtstriebes, ihre geistige Ruhe und ihren freien Willen bewahrt.

Es gibt übergewissenhafte Menschen, welche unfreiwillige Pollutionen für eine Sünde halten und sich bemühen, sie zu unterdrücken. Das ist ein großer Fehler, denn die Pollutionen sind eine natürliche Entladung, fast wie die Regel der Frau; außerdem sind sie ein Sicherheitsventil, das es gestattet, die geschlechtliche, sittliche und geistige Ruhe zu bewahren. Die-

jenigen, die dieses physiologische Sicherheitsventil schließen
wollen, geraten manchmal in einen hochgradigen Zustand der
Satyriasis. So ging es dem Abbé Blanchet, dem Pfarrer von
Cours bei la Réole (Guyenne), der im XVIII. Jahrhundert
einen so großen Skandal verursachte. Auf Wunsch seiner
Mutter war er Priester geworden. Später versuchte er alles
Erdenkliche, um seine unfreiwilligen Pollutionen, die er für
Sünde hielt, zu unterdrücken. Es entstand bei ihm eine Samen-
stauung, die eine außerordentliche Reizbarkeit und Empfind-
lichkeit auslöste. Die Frauen erschienen ihm in Licht getaucht
und glänzend, wie im Widerschein elektrischer Funken, eine
Lampe schien ihm eine Feuersbrunst zu sein. Seine Augen
glänzten so, daß niemand ihren Schein ertragen konnte. Seine
Phantasie und alle seine Sinne waren übererregt, er hatte
Halluzinationen. Er wurde von dieser Satyriasis geheilt, indem er sie mit Frauen befriedigte.

Folgende Mittel sind wirksam gegen Pollutionen, besonders, wenn sie zu häufig auftreten und zur Erschöpfung führen:

Sepia,
Sulfur,   und besonders   *Causticum,*
Conium,   *Phosphorus,*
China,   *Acidum phosphoricum,*
                                 Staphysagria.
Gegen erschöpfende Pollutionen waren besonders erfolgreich
Acidum phophoricum 6 und *Staphysagria 3.*

XIX.

Einer meiner Freunde in Paris fragte mich um Rat wegen
eines Herrn, den sein Beruf verpflichtet, in jeder Hinsicht ein
Vorbild an Sittlichkeit zu sein. Er hatte die Manie, sich nackt
auszuziehen, wie es bei verschiedenen Geisteskranken beobachtet worden ist. Sie kann aber durch arzneiliche Behand-

lung geheilt werden, wie es die folgenden beiden Fälle beweisen.

Ich verschrieb *Hyoscyamus*. Es wird in einer der besten homöopathischen Apotheken von Paris in der 30. Dilution besorgt. Es zeigte nur einen geringen Erfolg, heilte aber nicht. Dann verschrieb ich die 200. Dilution, die in der gleichen Apotheke geholt wurde. Diese Dilution war nicht echt, denn sie hatte keinerlei Wirkung. Man braucht sich nicht darüber zu wundern, daß sie nicht echt war, denn seit vierzig Jahren glauben die französischen, englischen und deutschen homöopathischen Ärzte, sich als Männer des Fortschritts zu zeigen, wenn sie bis zu der Zeit zurückgehen, in der HAHNEMANN die infinitesimalen Dosen noch nicht gefunden hatte und die Medikamente in massiven oder wägbaren Dosen entsprechend dem s i m i l a   s i m i l i b u s   c u r a n t u r   benutzte. Daher haben diese Ärzte die Arzneien gewohnheitsmäßig in solchen Dosen oder doch nur in tiefen Dilutionen (1., 3., 6., 12. und höchstens 30.) verordnet. Infolgedessen haben viele homöopathische Apotheken nur diese tiefen Dilutionen vorrätig, die meistens verlangt werden, und kaum noch die sehr hohen, die 200., 1000. und 10 000. So war es auch in der erwähnten homöopathischen Apotheke in Paris. Da ich aber dank der Liebenswürdigkeit meiner Kollegen und Freunde in Paris, der Doktoren OZANAM, FRÉDAULT, PITET, CHARLES DULAC und des Dr. LEMBERT in Lyon damit versehen war, konnte ich meinem Freund in Paris *Hyoscyamus 200* schicken, was diesen Herrn sofort und völlig von seiner Geisteskrankheit heilte.

Mein liebenswürdiger Kollege M. BROAILLER, der so freundlich ist, die Aufzeichnungen über die Beobachtungen meiner poliklinischen Sprechstunde zu führen, erzielte eine ähnliche Heilung mit der gleichen 200. Dilution bei einem jungen Mädchen von 19 Jahren. Weil sich eine Heiratsaussicht zerschlagen hatte, verlor sie den Verstand und bekam die Manie, sich nackt auszuziehen. Völlig geheilt, ist sie heute verheiratet und Mutter geworden.

Ich machte mit solchen Mitteln bekannt, die den übermäßigen Geschlechtstrieb bekämpfen. Ich bringe jetzt andere,
die ihn so zu lenken scheinen, als ob sie das Gefühl für die
moralische Pflicht erweckten und den Willen entwickelten,
sie zu erfüllen.

Arzneien, die bewirken, daß Ehebrecher ihre Geliebten
verlassen und zu ihrer Frau zurückkehren:

Staphysagria,   *Lachesis,*
Pulsatilla,   *Causticum,*
Platina,   *Phosphorus,*
Veratrum.

XX.

Eine junge Frau kommt in meine Poliklinik und sagt:
„Ich glaube, daß mein Mann Maitressen hat, weil er nur
noch alle zwei Monate einmal mit mir verkehrt. Geben Sie
mir ein Mittel, damit er sie verläßt und zu mir zurückkommt."
Ich gab ihr einige Körnchen *Staphysagria 200.* Sie ließ sie
in zwei Kaffeelöffeln frischen Wassers sich auflösen und gab
sie ihrem Mann in die Suppe, der so sein Mittel ohne sein
Wissen nahm.

Drei Wochen später kam sie wieder in meine Poliklinik
und sagte zu mir: „Ich glaube, daß mein Mann seine Maitressen
verlassen hat, weil er wieder wie zu Beginn unserer Ehe zwei-
bis dreimal wöchentlich mit mir verkehrt."

Ich könnte viele Fälle anführen, bei denen der Erfolg
ebenso schnell eintrat. In einem Fall kam der Mann nach der
ersten Arznei zu seiner Frau zurück, ich mußte ihm aber, weil
er zu feurig war, *Cantharis 200* geben, um seine Leidenschaftlichkeit entsprechend dem Wunsch seiner Frau zu mäßigen.

Es gibt aber ehebrecherische Gatten, die man nur vorübergehend heilen kann. Dann muß man von Zeit zu Zeit erneut
Arznei geben, um Rückfälle zu verhüten oder wieder zu beseitigen.

Andere ehebrecherische Gatten kann man nur unvollständig heilen. Sie begehen seltener Ehebruch, vor allem aber hören sie auf, ihre Frau zu beschimpfen, zu schlagen, sie aus dem Haus zu treiben, die eheliche Trennung und Scheidung zu verlangen. Ich behandle im Augenblick einen solchen Ehemann, der alle Brutalität seiner Frau gegenüber verloren hat. Er ist sogar freundlich und wohlwollend gegen sie geworden und rät ihr freundlich, wenn sie ausgeht, Wagen und Unfällen aus dem Wege zu gehen. Er verlangt nicht mehr, seine Geliebte in die eheliche Wohnung aufzunehmen, aber er behält sie. Er scheint sich zu schämen, wenn seine Frau aus gewissen Anzeichen merkt, daß er von einem Besuch bei seiner Geliebten kommt. Man könnte sagen, daß sein Gewissen und sein Gefühl wieder erwacht sind. Diese Wirkungen haben sich unter dem Einfluß von *Causticum 200* und besonders von *Staphysagria 200* eingestellt, das jedesmal dann in einer Gabe wiederholt wird, wenn seine Brutalität sich wieder ankündigt.

Ich behandle einen anderen Ehemann, der wahrscheinlich von seinem Vater in betrunkenem Zustand gezeugt worden ist. So hat er alle angeborenen Laster: Trunksucht, Geilheit, Ehebruch, Onanie, das Verlangen, seinen Sohn sittlich zu verderben, eine zotige Sprache, Umgang mit lasterhaften Frauen und Männern. Durch *Causticum 200*, alle drei oder zwei Tage wiederholt, besonders aber durch *Causticum 1000*, alle acht Tage, habe ich seine lasterhaften Gewohnheiten vermindert, ohne sie zu beseitigen. Bei solchen hartnäckigen Fällen muß man die Arzneien in höheren Dilutionen geben, die man seltener wiederholt.

In ähnlichen Fällen hat man besseren und häufigeren Erfolg, wenn man alle die Nahrungsmittel und Getränke, die ich noch als Aphrodisiaca anführen werde, vermeiden läßt. Man kann es aber nicht, weil man gezwungen ist, diese Menschen ohne ihr Wissen zu behandeln.

Es gibt Frauen, die die Erfüllung der ehelichen Pflichten sehr zu Unrecht verweigern. Dies kann die Ursache von Uneinigkeit, Zwietracht, Trennung, Scheidung, Ehebruch usw., sein. Man kann diesen Frauen Arzneimittel geben, die sie dahin bringen, diese Pflicht wieder zu erfüllen, und so die Eintracht in der Familie wiederherstellen.

Mittel, die einen Junggesellen zu dem Entschluß bewegen, seine Maitresse zu verlassen und eine Ehe einzugehen:

Staphysagria,	*Phosphorus,*	
Veratrum,	*Lachesis,*	*Platina.*

XXI.

Eine Mutter fragte mich wegen ihres 29jährigen Sohnes um Rat, der seit drei bis vier Jahren eine Geliebte hatte. Sie wollte ihn zu dem Entschluß bringen, diese aufzugeben und zu heiraten.

Zu diesem doppelten Zweck gab ich ihr einige Körnchen *Staphysagria 200,* die sie ihm in zwei Kaffeelöffeln frischem Wasser gelöst, ohne sein Wissen in die Tasse Kaffee geben sollte, die er nach dem Frühstück trank.

Einige Tage danach sagte er zu einem Freund: „Ich will meine Geliebte verlassen und heiraten."

Wie man sieht, erregt die Arznei nicht die Leidenschaften, sondern richtet den Geschmack auf die Ehe und ihre legitimen Freuden. Das Bewußtsein der Pflicht kehrt zurück.

Drei Wochen später gab ich die gleiche Dosis, die die gleiche Absicht, die gleichen Worte, aber keine Taten auslöste. Dann gab ich das gleiche Medikament in einer weit höheren Dilution, *Staphysagria 10000,* hergestellt von Dr. L.-L. LEM-BERT, Lyon. Acht Monate später erfahre ich das Resultat. Nachdem der junge Mann das Mittel ohne sein Wissen bekommen hatte, hatte er seine Geliebte für die Dauer von fünf Monaten aufgegeben, war aber seit drei Monaten zu ihr zurückgekehrt, weil es noch zu keiner Ehe gekommen war. Ich gab ihm wieder *Staphysagria 10000,* das ihn von neuem veranlaßte, seine Geliebte zu verlassen, und da sich eine Gelegenheit bot, heiratete er jetzt.

Dieses Beispiel zeigt, daß man nicht auf ein Mittel verzichten soll, wenn es nur eine unvollständige Wirkung gehabt
hat, sondern daß man manchmal eine tiefere, viel häufiger
aber eine weit höhere Dilution verschreiben muß, die eine
tiefere und dauerhaftere Wirkung hat. Dieses und hundert
andere Beispiele beweisen, daß der Gebrauch der hohen Dilutionen eine Hilfe für die öffentliche und private Sittlichkeit
sein kann.

Mittel, die bewirken, daß ein Junggeselle den Entschluß
faßt, eine Frau zu heiraten, die von ihm ein Kind hat, oder
seine Geliebte zu heiraten — was man versuchen kann, wenn
die zukünftigen Gatten der gleichen sozialen Schicht angehören:

Platina,	*Carbo vegetabilis,*
Silicea,	*Phosphorus,*
Natrium muriaticum,	*Lachesis.*

XXII.

Ein 30jähriger Mann, wohlbeleibt, ohne Charakter, hatte
eine vierundzwanzigjährige Geliebte, die ein Kind von ihm
hatte. Er wurde von seiner Mutter, die einen Liebhaber hatte,
schlecht beraten.

Um ihn zu dem Entschluß zu bringen, seine Geliebte, die
derselben sozialen Schicht wie er angehörte, zu heiraten, ließ
ich ihm ohne sein Wissen nacheinander geben:

Am 29. März 1892	*Calcarea carbonica 200*
am 19. April	id.
am 17. Mai	id.
am 22. Juni	*Staphysagria 200*
am 23. August	id.
am 13. September	id.
am 27. September	id.

Staphysagria hatte ihn liebenswürdiger und ernster gemacht.
Als er aber am 28. Februar 1893 einen Rückfall hatte und sehr
hochmütig wurde, ließ ich ihm ohne sein Wissen geben:

Am 7. März 1893	*Platina 200*
am 28. März	id.
am 4. April	id.
am 9. Mai	id.
am 23. Mai	id.

Danach entschloß er sich, die Mutter seines Kindes zu heiraten.

XXIII.

Ein Fräulein hatte seit zehn Jahren einen Geliebten aus
der gleichen sozialen Schicht und wollte, daß er sie heirate.
Er war wenig freigebig ihr gegenüber, denn er hatte ihr, die
sich ihm gegeben hatte, nie etwas geschenkt.

In einem solchen Fall ist *Silicea* das angezeigteste Mittel,
da es den Geiz beseitigt, das Pflichtgefühl erweckt und den
Willen zur Pflichterfüllung entwickelt.

Vom Beginn der Behandlung an erwachten bei ihm alle
guten Gefühle. Er wurde freundlich, freigebig und begann,
ihr Geschenke zu machen. Er heiratete sie nach einjähriger
Behandlung und sie führen jetzt eine sehr gute Ehe.

Die beiden vorhergehenden Beobachtungen zeigen, was
die psychische Behandlung bei solchen Fällen leisten kann,
und machen den Bericht über weitere ähnliche Beobachtungen
überflüssig. Man benötigt im allgemeinen mehrere Monate,
selbst ein Jahr, um einen Charakter so zu wandeln, daß der-
artige Resultate erzielt werden.

Mittel, die bei jungen Mädchen wirksam sind, wenn sie
von dem Wunsch zur Ehe erfüllt sind und durch einen zu leb-
haften Geschlechtstrieb dazu gedrängt werden:

Causticum,   *Veratrum,*
Platina,   *Belladonna.*

In ähnlichen Fällen können die gleichen Mittel auch bei jungen Männern von Nutzen sein und sie sogar davon abhalten, in der Zeit bis zur Ehe ihren Trieb mit einer Maitresse zu befriedigen.

Diese Arzneien können auch junge Mädchen daran hindern, gegen den Wunsch der Familie eine törichte Ehe einzugehen.

In einem unbezweifelbaren Fall konnte ich die Liebe eines jungen Mannes zu einem Mädchen zum Erlöschen bringen. Er stand nicht unter dem Einfluß eines unwiderstehlichen Geschlechtstriebs, sondern war eher geschlechtskalt. Seine Familie wünschte diese Ehe nicht, weil das junge Mädchen zwar vernünftig, aber doch intellektuell etwas „übergeschnappt" war. Nachdem er ohne sein Wissen das erste Mittel ohne, das zweite mit Erfolg genommen hatte, machte er einem Familienangehörigen das Geständnis: „Wenn dieses liebe Kind wiederkommt, werde ich ihr sagen: ‚Ich habe Sie sehr geliebt, meine Liebe ist aber vergangen, ich weiß nicht wie‘."

Ich mache jetzt mit den Mitteln bekannt, die geeignet sind, nicht die Leidenschaft, sondern den Geschmack an der Ehe zu fördern, wie es die Beobachtung XXI. zeigte:

Nux vomica,   *Lachesis,*   *Staphysagria.*

Nicht selten sieht man junge Mädchen, die mit zwanzig Jahren noch keine Lust zur Ehe haben und die vorteilhaftesten Bewerber ablehnen.

Später, mit 30, 35 oder 40 Jahren, wenn der Wunsch zu heiraten groß geworden ist, würden sie sie gerne erhören, aber keiner ist mehr da. Sie bleiben gesellschaftlich abgeschriebene Jungfern, die den rechten Weg nicht gefunden haben und nur selten noch im Leben eine nützliche Rolle spielen. Wären diese jungen Mädchen mit zwanzig Jahren behandelt worden, so hätte sich ihre Bereitschaft zur Ehe zu einer günstigen Zeit eingestellt, sie hätten glänzende oder wenigstens passende Ehen schließen können und sie wären gute Mütter geworden, die Frankreich Kinder geschenkt hätten, die ihm im Vergleich zu anderen Nationen mehr und mehr fehlen.

Ebenso gibt es junge Männer, die im Alter von 25 bis 35 Jahren die günstigsten Ehemöglichkeiten ausschlagen und, wenn sie einmal in ein steriles Junggesellenleben abgeglitten sind, den Rest ihres Lebens in wilder Ehe verbringen.

Eine für den Einzelnen passende Arznei kann junge Männer und Mädchen wieder auf den rechten Weg bringen, wenn sie von ihm abgewichen sind oder es gerade tun wollen, und kann sie zu einer gewünschten Zeit zur Ehe führen, die ja gerade für junge Leute ein Sicherheitsventil gegen die Unsittlichkeit ist.

XXIV.

Mehreren jungen Leuten, die sich ohne Grund nicht zur Ehe entschließen konnten, gab der gelehrte HERING aus Philadelphia *Lachesis,* was sie zu dem Entschluß brachte, zu heiraten.

Ich behandelte ein Fräulein von 29 Jahren, das sich seit Jahren in einem Zustand tiefer Traurigkeit befand und menschenscheu geworden war, nachdem sie unverdiente Kränkungen erlitten hatte. Ich beseitigte diesen Zustand mit Hilfe von *Nux vomica 30,* das außerdem bei ihr ein Verlangen nach der Ehe hervorbrachte, an die sie bis dahin überhaupt nicht gedacht hatte.

In der Beobachtung XXI. haben wir gesehen, daß *Staphysagria 10 000* bei einem jungen Mann die Leidenschaft zu seiner Maitresse beseitigte und ihn gleichzeitig zu dem Entschluß brachte, zu heiraten.

Es gibt andere Charakterfehler und Leidenschaften, die indirekt Ehegatten zur Aufgabe der ehelichen Beziehungen, zur Scheidung und zur ehelichen Untreue führen können.

Dies sind zum Beispiel Abneigung, Eifersucht, Brutalität, Geiz, Gefallsucht, außergewöhnliche Verschwendungssucht, Spielleidenschaft, Müßiggang, verschlossener, übelnehmerischer, nicht zuvorkommender Charakter usw. Man kann diese Fehler und Leidenschaften mit Hilfe von Arzneien beheben, wie ich es in drei Beobachtungen am Beispiel der Abneigung gezeigt habe.

Manchmal braucht man mehrere Wochen bis mehrere Monate Behandlung, um Erfolg zu haben, in anderen Fällen genügt ein einzelnes Mittel. So konnte ich durch e i n Mittel heilen: die seit sechzehn Jahren bestehende Eifersucht eines Ehemanns von 48 Jahren; die seit 32 Jahren bestehende eines 60jährigen; die übelnehmerische, verdrießliche, lügenhafte Veranlagung, die bei einem Gatten von 50 Jahren seit 22 Jahren bestand; Egoismus und Geiz bei einem Vater, der nicht wollte, daß seine Tochter heiratete, und ihr keine Mitgift geben wollte; die Gefallsucht bei einer Frau von 25 Jahren. Kürzlich sagte ein Arzt aus dem Süden Frankreichs zu mir: „Man spricht viel von Ihnen in diesem Land." — „Warum denn?" — „Weil Sie in der Stadt X. eine Scheidung verhindert haben."

Eine Dame aus dieser Stadt hatte durch mich ihren Mann ohne sein Wissen behandeln lassen, und zwar wegen eines Charakterfehlers oder einer Leidenschaft, die ihn soweit gebracht hatten, daß er sich scheiden lassen wollte. Einem Brauche folgend, der auf die zehn von Christus geheilten Aussätzigen zurückgeht, war sie nicht wieder gekommen, um sich zu bedanken und mich an den Fehler oder die Leidenschaft zu erinnern, die ich bei ihrem Manne mit Hilfe einer Arznei geheilt hatte.

Da die meisten Menschen von ihren Fehlern und Leidenschaften gar nicht geheilt werden wollen, muß man sie ohne ihr Wissen behandeln. Im übrigen hat man dadurch sogar bessere Erfolge. Da sie nicht wissen, daß sie behandelt werden, sind sie nicht voreingenommen und so vollzieht sich die Heilung bei ihnen spontan.

Es gibt ein anderes materielles Mittel, sich vor übermäßigem Geschlechtstrieb zu schützen: es besteht darin, auf keinen Fall Nahrungsmittel und Getränke zu sich zu nehmen, die als Aphrodisiaca wirken können. Das habe ich seit zwanzig Jahren immer mehr erkannt, seitdem Kranke aller Schichten mich zur Behandlung ihrer Leidenschaften, Charakter- und Intelligenzfehler konsultieren.

Nacheinander haben mir drei Priester gesagt: „Wenn ich Fisch esse, habe ich in der nächsten Nacht eine Pollution; darum vermeide ich es."

Ein Student der katholischen Fakultät sagte zu mir: „Nur am Freitag habe ich erotische Anfechtungen, an dem Tage, an dem ich Fisch esse."

Die triebsteigernde Eigenschaft der Fische ist allgemein bekannt. Trotzdem essen ihn Tausende, ohne diese Wirkung zu bedenken oder wenigstens ohne darauf zu achten.

Ein Mann, der sehr empfindlich gegen die Wirkung von Arzneien und Nahrungsmitteln war, sagte mir, bei ihm wirkten die Fischarten in folgender Reihenfolge trieberregend: 1. Sardine, 2. Rochen, 3. Seezunge, 4. Thunfisch, 5. Merlan, 6. Barsch. Makrele, Hecht und die anderen Fische hat er nicht ausprobiert.

Man hat festgestellt, daß die Bevölkerung der Küsten, der Flußufer und die von England, die viel Fisch ißt, sehr fruchtbar ist. Der dauernde Genuß eines solchen Nahrungsmittels könnte wohl den Geschlechtstrieb steigern, dem alle Menschen zur gegebenen Zeit unterworfen sind.

Professor REGNAULT aus Rennes, der unter den Geistlichen viele Patienten hat, schrieb in „L'Art Médical", Paris: „Es gibt Menschen, die die Enthaltsamkeit nicht ertragen können, wenn sie Fleisch essen."

Ein Professor einer medizinischen Fakultät, ein Schulmediziner, sagte zu mir: „Unter den großen Fleischessern findet man ganz besonders die Menschen, die sich der Notzucht schuldig machen."

Ein 14jähriger, der der Vernunft nach ein 25jähriger hätte sein können, onanierte. Ich war darüber sehr erstaunt. Darum forschte ich danach, ob etwas in seiner Ernährung diese lasterhafte Gewohnheit hervorgerufen haben könnte. Er wurde sofort geheilt, als ich ihm seinen gewohnten Kaffee mit Milch zum Frühstück verboten hatte.

Ein oder zwei Monate später sagte er: „Wöchentlich einmal habe ich einen Rückfall."

— An welchem Tage?

— Am Sonntag.

— Was machen Sie an diesem Tag?

— Man gestattet mir Kaffee mit Milch.

Ein 70jähriger Arzt, verwitwet, enthaltsam und religiös, sagte zu mir: „Trinke ich abends Tee, so habe ich eine schlaflose Nacht, trinke ich abends Kaffee, so habe ich außer der Schlaflosigkeit in der Nacht eine Pollution."

Um im allgemeinen die triebsteigernde Wirkung des Weines und der alkoholischen Getränke zu zeigen, genügt es, die Kriminalstatistik einzusehen. Die von Dr. MARAMBAT am 3. April 1882 in der Académie de Médecine mitgeteilte lehrt uns, daß von 100 in Frankreich verurteilten Sittlichkeitsverbrechern 63 Alkoholiker sind.

Nach einer Statistik der „Kölnischen Zeitung", die im „L'Univers" vom 20. Juli 1884 wiedergegeben ist, waren in Deutschland von 100 wegen Notzucht Verurteilten 66 Alkoholiker. Einer meiner Patienten erklärte mir, daß er in seiner Jugend nach dem Genuß von einigen kleinen Gläsern Wein in der nächsten Nacht eine Pollution hatte. Schließlich hat uns ja schon die Bibel durch die Geschichte von Loth und seinen beiden Töchtern gelehrt, daß der Wein ein Aphrodisiacum ist.

Zusammenfassend muß gesagt werden, daß zwei Bedingungen erfüllt sein müssen, damit die erwähnten Speisen und Getränke als Aphrodisiacum wirken: 1. Ein Mensch muß erotisch sehr leicht reizbar sein; 2. Er muß sehr empfindlich gegenüber der triebsteigernden Wirkung der einen oder andern dieser Speisen und Getränke sein. Jeder sollte sich in dieser doppelten Hinsicht beobachten, damit er weiß, auf welche Speise oder welches Getränk er verzichten muß.